家庭真验方

达人偏方故事

《大众医学》编辑部编

上海科学技术出版社

图书在版编目(CIP)数据

家庭真验方：达人偏方故事/《大众医学》编辑部编. —上海：上海科学技术出版社，2015.7

ISBN 978-7-5478-2619-5

Ⅰ. ①家… Ⅱ. ①大… Ⅲ. ①验方-汇编 Ⅳ. ①R289.5

中国版本图书馆CIP数据核字(2015)第080986号

达人偏方故事

《大众医学》编辑部编

上海世纪出版股份有限公司
上 海 科 学 技 术 出 版 社 出版

(上海钦州南路71号 邮政编码200235)

上海世纪出版股份有限公司发行中心发行

200001 上海福建中路193号 www.ewen.co

上海中华商务联合印刷有限公司印刷

开本 787×1092 1/16 印张 8

字数：180千字

2015年7月第1版 2015年7月第1次印刷

ISBN 978-7-5478-2619-5/R·899

定价：25.00元

【卷首语】

《家庭真验方》是中国最具影响力的医学科普杂志《大众医学》旗下的图书品牌之一，自 2013 年出版第一本图书以来，已发展为包括系列图书、杂志专栏、微信公众平台等在内的全媒体产品。

此次推出的“故事系列”，包括《达人偏方故事》《妙医偏方故事》和《悬疑偏方故事》。您手中的这本《达人偏方故事》，说的就是民间达人们的偏方，这些来自读者真实生活的经验总结实在叫人叹服，不愧是“劳动人民智慧的结晶”。

“劳动人民智慧的结晶”，不要觉得这句话老土。千百年来，千百个这样由劳动人民创作的故事经凝聚、锤炼，成就了我们今天所见的各色验方，您珍不珍惜？

当然，按照《家庭真验方》的惯例，我们为每个故事配发了专家点评，让故事更精彩、验方更准确。真实、安全、有效，是《家庭真验方》有别于拼凑剪贴方、网上搜索方、微信段子方的最大特色，相信老读者们早有深刻体会。

这套“故事系列”还有一大特色：互动。不仅书中有书刊读者、微信粉丝的互动反馈，读到兴之所至，您也可以拿起手机扫一扫，获得这本书以外更多的内容、参加各种有趣的活动、参与今后系列图书的创作。

“家庭真验方”微信平台入会，粉丝要填一张“英雄帖”，从此结交各路意气相投的“真英雄”。悦读真验方，健康每一天！我们恭候您的大驾！

大众医学 编辑部

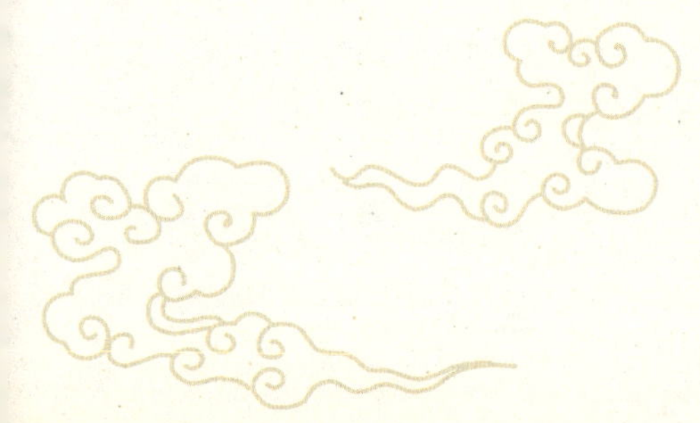

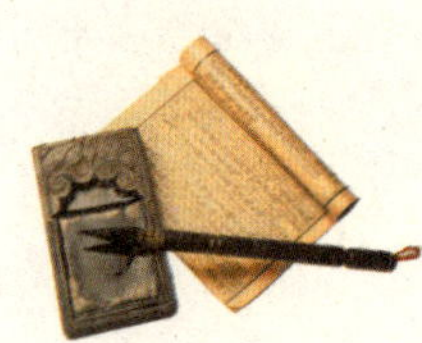

【目 录】

胡椒绿豆止牙痛…………………… 1
蝉蜕丸治荨麻疹…………………… 2
醋浸韭菜治顽固性鼻出血……… 4
错的不是泥鳅…………………… 8
防尘防盗陈皮季………………… 11
红参茶治尿不爽………………… 14
花生豆浆助降脂………………… 16
槐花清蒸鱼治银屑病…………… 19
鸡血炖蛋治贫血………………… 22
藿香正气水治痱子……………… 25
韭菜汤治脚癣…………………… 26
另类“80后”数字化养生 …… 28
芦荟叶治牙根尖周炎…………… 30
脚下长“根”八字诀…………… 33
绿茶水治烂眼角………………… 34
萝卜缨子膏治口腔溃疡………… 36
慢性咽炎 DIY 蒜头酒 ………… 39
蜜花生治血小板减少…………… 41
南瓜津液治“刺瘊” ………… 43
热水瓶惊魂夜的发明…………… 46
烧伤后的奇迹…………………… 49
浓绿豆汤醒酒…………………… 51
神奇的车前“拔脓贴” ……… 54
双氧水除口臭…………………… 57
水果汁防老年斑………………… 60
外洗方治传染性软疣…………… 64
我的豆渣缘……………………… 66
我为偏瘫母亲止痛……………… 68
真空法治毒虫叮咬 …………… 71
“夏日伴侣”海带双荷茶 …… 74
小苏打治脚臭…………………… 76
椅背操治肩周炎………………… 78
自我按摩预防前列腺炎………… 80
热水浴、甩胳膊治肩周炎……… 82
针刺耳尖治麦粒肿……………… 83
白术糖治小儿夜磨牙…………… 86

按摩牙龈，让口气清新………… 89
野菜让我成为“真汉子” ……… 92
“盐开水医生”的故事 ……… 94
我唯一的养生方：戒烟………… 96
我家年年艾饼香……………… 98
我的“艾”宝贝……………… 102
十年长啸告别“药罐子” …… 104
蛤蚧人参汤克哮喘………… 106
冬泳，让我与鼻炎说再见…… 108
“益智酒”助我顺利高考 …… 110
灸防前列腺肥大…………… 112
我用茜草抗血栓防中风…… 114
姑妈教的中风康复歌……… 116
美味饭菜“吃跑”肺癌……… 120

阅读提示

关于作者　P62

◎ 这本书里的验方真的是专家自己写的吗？这些专家都能找到吗？

关于材料　P79

◎ 这本书里的材料都能买到吗？去药店买这些中药需要处方吗？

关于征文　P88

◎《家庭真验方》常年开设专栏，随时恭候大作！

关于使用　P91

◎ 很多方子有补充说明，可以不看吗？这些方子既然为名家所评，肯定没有副作用吧？

关于读后感　P109

◎ 欢迎撰写评论，欢迎提问、批评，见解独到者有机会被录用！

胡椒绿豆止牙痛

这个方子刊于20世纪90年代，当年评论此方的朱教授已经过世，此文弥足珍贵。

达人故事

1996年春节，我突然牙痛发作，病牙的一侧从头部到咽部火烧火燎似地剧痛，上医院吃药打针毫不见效。我病急乱投医，跑到一家草药店求助。那里的老药师叫我用胡椒、绿豆试试。方法是胡椒、绿豆各10粒，用布扎紧胡椒和绿豆，用榔头把它们砸碎。然后把碎屑用纱布包成一个小球，放入口中，以痛牙咬定。据说能迅速止痛。

我回家立刻照办，一咬之下，顷刻间涎水如泉般涌出，我只好不断地吐口水，不到5分钟，牙痛完全消失，真是令人难以置信。

（李翊香）

名家评方

上海中医药大学附属龙华医院主任医师、教授 朱大年

本验方在明代医书中已有记载，属古方今用。胡椒性味辛热，辛可祛风，热可祛寒，故有温中散寒、止痛止泻的作用。其含胡椒碱等成分，与辣椒相似，外用可作刺激剂，可止牙痛。绿豆并无祛风止痛的功效，但与胡椒混合应用，起到了减缓胡椒刺激性和辛热药性的作用。

这个外治法适用于牙龈炎及蛀牙等引起的牙痛，但只能暂时缓解疼痛，并无消炎抑菌功效。要真正消除牙痛，还应求助于正规牙科医师。

原理类似的方还有食醋、花椒水含漱，等等。详见图书《家庭真验方——小药方大健康》“牙痛”章节

蝉蜕丸治荨麻疹

蝉蜕就是知了壳，以前夏天随处可见，现在只能到药店里去寻觅了。有些药店还没有蝉蜕卖，以后看见知了壳是不是不要无视，赶快捡回家藏宝？

达人故事

我的孙女曾患过荨麻疹。那时发病全身瘙痒，她用手搔，越搔越痒，越痒越搔，血丝从皮肤往外渗透，目不忍睹。她的父母亲陪她跑医院、看大夫，吃药打针有所缓解，但不理想。后来用偏方治愈，至今再也没有犯过。

这个偏方叫蝉蜕丸，用蝉蜕、蜂蜜，重量为 1 ∶ 2。将蝉蜕洗净、晒干，炒焦后研末，过筛，炼蜜为丸，每丸重 9 克（其中蝉蜕 3 克，蜂蜜 6 克）。每天服 3 次，每次 1 丸，温开水送下。一般服 2 ～ 3 天，皮损逐渐消退；服 15 ～ 20 天，可防止复发。

（王　冲）

专家评方

上海中医药大学附属岳阳中西医结合医院皮肤科主任医师、教授　李　斌

此方疏散风热、透疹止痒，对于风热型瘾疹（类似西医所说胆碱能荨麻疹），临床表现皮疹色赤、遇热加剧、得冷则减轻、多夏季发病、苔薄黄、脉浮数者，有确切的疗效。

蝉蜕为蝉科昆虫黑蚱羽化后的蜕壳。性味甘、寒，归肝、肺经，具有疏散风热、利咽开音、透疹止痒、明目退翳及息风止痉的作用。

蝉蜕性寒，归肺经，可疏散风热、透疹止痒，对于风热型荨麻疹有确切的临床疗效。但蝉蜕不适用于遇冷加重或冬季常发的风寒证型荨麻疹。对动物蛋白质有过敏的患者也需慎用。

现代研究表明，蝉蜕对非特异性免疫有抑制作用，也就是说该药具有一定的抗过敏作用，对于荨麻疹这类过敏性疾病，临床证明是有效的。

一般来说，使用蝉蜕的基本用量是 3 ～ 6 克，可以入煎剂，也可研末冲服。

王先生采用的丸剂，是中医常使用的剂型之一。但是我们并不提倡患者在家自己制作丸剂。因为丸剂制作环节较为复杂，从选料、研磨成粉、过筛、炼蜜、合药、搓丸、干燥，未受过专业训练的人员无法很好掌握。自己在家制作，无法避免每个环节中细菌、真菌滋生的可能性。若是顾虑市售的中药丸剂品种有限，无法满足自己的特殊需要，可以请正规中药房代为加工成丸剂，以兼顾针对性治疗和保证制剂质量的优势。

延伸阅读

荨麻疹止痒茶

原上海中医药大学附属岳阳中西医结合医院皮肤科　王　炜

配方：黄芪 9 克、防风 6 克、甘草 3 克。

用法：一起煎水服用，或用于泡茶也可。

功效：益气固表、祛风止痒，且具有抗过敏的功效。

作者经验

此方可以作为轻型荨麻疹的保健辅助治疗。症状严重的患者，建议还是到医院接受正规治疗。特别要提醒的是，部分严重患者如发生喉头水肿，若不及时控制，会危及生命，故不可一味采取验方自疗。

醋浸韭菜治顽固性鼻出血

这个方子是《家庭真验方》微信平台的粉丝提供的，我们请“老法师”审方，喜获首肯，得以公之于众。

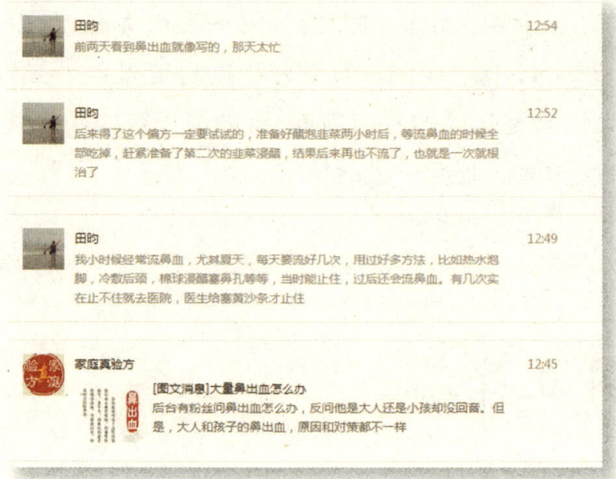

达人故事

前两天看到“家庭真验方”微信平台推送的《大量鼻出血怎么办》，我马上想到自己用过的一个偏方，一定要发过来让大家看看，希望能帮助更多的人。

我小时候经常流鼻血，尤其是夏天，每天要流好几次。用过好多方法，比如热水泡脚，冷敷后颈，棉球浸醋塞鼻孔等等。虽然当时能止住，但是过后还是流鼻血。有几次实在止不住就去医院，医生给塞黄纱布条才止住。

后来得到这个偏方：将2两韭菜洗净切碎，用适量醋浸泡（淹没韭菜），浸泡两小时即可，当鼻出血时吃韭菜喝醋。连用三次可根治顽固性鼻出血。

我只用了一次，后来就再也不流鼻血了。我哥哥也有这毛病，他怕酸怕辣，不肯吃这偏方，结果一直流鼻血，到现在还没根治。

（田　昀）

名家评方

复旦大学附属眼耳鼻喉科医院教授、上海市名中医　张重华

《大众医学》编辑部转来一张网友提供的治鼻出血的验方征求意见，我的评价如下：

韭菜是蔬菜之一，也算一味中药。据《中药大辞典》“韭菜”条中载：韭菜，异名“壮阳草”，性味辛温，无毒，功用温中补气，散血解毒，可治吐血、衄血（包括妇女倒经鼻衄）、尿血，跌打损伤等。

查王红峰编写之《开卷有益》书中有“韭菜 100 克，加少许食盐搓软，挤去汁，加醋浸 15 分钟，连醋吃下，能止鼻血”的记载，内容与网友的偏方大致相同。

药食同源，在《临床食疗手册》中也见韭菜绞汁饮服治“经行鼻衄”的介绍。

从古今文献论述，结合治验病案报告看来，可以认为，前述以韭菜为主治疗顽固性鼻出血的验方是安全、有效的。但要达到“连用三次（或一次）可根治顽固性鼻出血”则未必。

中医治病讲究辨证施治，要求做到药证相符。韭菜性味辛温，适用于治寒性鼻衄；而鼻衄由血热所致者居多，故非人人皆宜；尤其对兼有阴虚内热、疮疡或眼病的鼻出血患者则应忌用。

还需提请注意的是：韭菜加醋有一定刺激性，饮用量多时胃病患者宜慎用。

更规范的止鼻血方法

遇大量或反复鼻出血正血流不止时，需尽快将其出血止住，常用方法是将含 1% 麻黄素或 1% 肾上腺素（后者高血压患者慎用）溶液、适当大小的棉球塞入出血侧鼻腔，再用手指在鼻翼外侧压向鼻中隔方向，促使出血停止。

简易促进止鼻血法

用绳子扎中指末节（勿扎紧，每过 15 分钟放松片刻，以防发生手指缺血坏死）；或将酒精棉球塞入外耳道，也可配合一试。

特别提醒

不论出血止住与否，接着还应及早去医院找耳鼻喉科医生，进一步巩固止血或查找、确定引起鼻出血原因后，及时作出针对性的根治性治疗。如有继发严重贫血情况时，也要及时处理。

延伸阅读

《家庭真验方》微信公众平台推送的相关知识（部分截屏）

大量鼻出血怎么办

2015-01-09 大量鼻出血怎么办 家庭真验方

后台有粉丝问鼻出血怎么办，反问他是大人还是小孩却没回音。虽然小孩鼻出血最多见，但是，大人和孩子的鼻出血，原因和对策完全不一样哦！回看题图！

回想小编孩子小的时候，豆腐鼻子经常在课堂上"血流成河"，把老师吓得手足无措。急人所急，赶快选一篇名老中医的经验之谈，希望能帮到这位粉丝。

特别推荐"作者经验"部分，不要把注意力全部放在鼻子上，要注意其他细节。

孩子发生大量鼻出血时，怎么办？

家长惊恐万状不仅对止血于事无补，还会增加孩子的心理紧张。应当冷静、和颜悦色地安慰孩子，并询问有关病情，如出血的诱因和时间等，以便对出血量作出大致的估计。同时，因地制宜地采取一些简便的止血方法。

（1）将出血一侧的鼻翼推向鼻中隔，压迫数分钟，或者塞入消毒的干棉球后再做压迫。

（2）若备有麻黄素或肾上腺素溶液，可用棉球蘸药水后塞入出血的鼻腔内，止血效果更好。

（3）可以让孩子平卧或侧卧（出血侧在上）位，头稍枕高（休克时头宜放平）。要嘱孩子觉得咽部有血时随时吐出，不要咽下去。

（4）孩子的额部可敷冷的湿毛巾或冰袋，也可同时用热水浸洗孩子的双脚。

欲了解更多鼻出血防治知识，可发送"鼻出血"到"家庭真验方"微信后台，或购买图书《家庭真验方——小绝招大健康》，阅读"鼻出血"章节

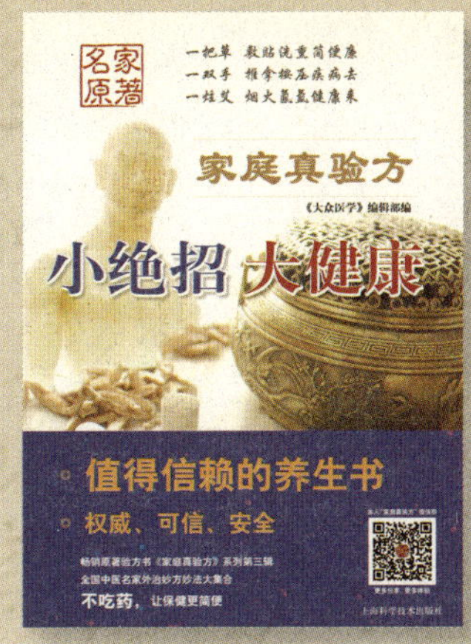

- **按摩法止打嗝儿：**专治顽固性不停嗝
- **按压法治心绞痛：**3 分钟应急点穴止痛
- **紫草油治烫伤：**适合小面积烫伤
- **点穴法救猝死：**回阳促醒、起死回生
- **塞药棉止头痛：**塞鼻子止头痛
- **药锤法治肩周炎：**结合导引效更佳
- **艾灸法降血压：**适合高血压“灰色地带”人群

◎ 敷贴熏洗　◎ 推拿按灸　◎ 不用吃药

【验方故事】

我擅治腰扭伤，曾用点太冲穴法治疗急性腰扭伤，大多数一次点按即见效，少数需点按 2~3 次。有的患者反映“点穴真灵，立竿见影”。

（赵荫生）

1973 年，我蒙冤劳改的时候，用白及油为上千的外伤患者处理伤口，效果极佳。白及油还能治浅二度烫伤，解决了当时药物不足的困难。

（梅雪荣）

全国著名老中医、儿科泰斗董廷瑶先生，历经 60 余年临床实践，认为婴儿频频吐乳与其舌根部的“火丁”有关，创立了治疗婴儿吐乳的独特疗法——“火丁”指压法。曾治疗吐乳患儿近万名，疗效十分显著，指压 3 次为一疗程，一般指压 1 次即能止吐。

（王霞芳）

特别提醒：一定要仔细阅读书中操作要点、注意事项和专家点评后再试用！

错的不是泥鳅

这个偏方是 2010 年“泥鳅大师”和“绿豆大师”被狠批时一位读者奉献的。要不要在风口浪尖刊登这样敏感主题的文章？我们很纠结，最后还是让它刊出了，当然按惯例配发专家点评。

数年后再回顾，我们仍然相信错的不是泥鳅、不是绿豆，而是人。是那些信口开河胡乱演绎的“大师”，那些不辨真伪盲信盲从的大众，此外还有那些煽风点火夺取眼球的媒体。

达人故事

两年前，我下肢患了丹毒，肿胀、疼痛伴高热。当时是深夜，我未去医院，自己服了红霉素胶囊。服药后高热有所下降，可下肢肿胀、疼痛不减。我翻出珍藏的《食物中药与偏方》一书（叶橘泉先生所著，1977 年出版），发现 225 页有用泥鳅滑液糖浆治丹毒的介绍，决定按方试用。

第二天，我买了 20 条泥鳅，先养在清水中漂去污泥，再放入盆中，投入白糖后搅拌 10 分钟。然后，取滑液糖浆涂在患处，干即再涂。我眼看着肿胀渐渐消退，疼痛也减轻。第三天，我又买 20 条泥鳅，依法再治。这一次，一小时后，患肢肿胀完全消失，一点也不痛了。

我的亲身经历让我相信，确实有很多很好的偏方，在古代和缺医少药的农村、山区可以发挥举足轻重的作用。这些偏方，是前人通过自身体验得来的，是千百年来民间精华的总结。只可惜现在出了这么多“伪大师”，不负责任，信口开河，不加实践，胡乱想象，让人对偏方、验方失去信心。真是叫人痛心！

（陈百寿）

名家评方

上海中医药大学附属龙华医院中医外科教授　阙华发

丹毒是一种由溶血性链球菌引起的皮肤及其网状淋巴管的急性炎症，是临床常见病、多发病，尤以下肢丹毒多见。丹毒反复发作可引起慢性淋巴水肿，严重影响生活质量。

丹毒的治疗，西医学以全身抗生素及局部用50%硫酸镁湿敷治疗方法为主；中医认为，丹毒发病与血热、风热、火毒、湿热关系密切，其治疗多用清热利湿解毒的中药内服外敷，疗效显著。

泥鳅滑液为何有效

泥鳅滑液系泥鳅体表的皮肤分泌出的丰富黏液，其性辛、偏寒，有清热利尿通淋、解毒消肿止痛的作用。现代药理研究已经证明：泥鳅滑液的生物活性成分有多糖、超氧化物歧化酶、微量元素等，有较强的抑菌消炎、免疫调节等作用，故在丹毒的治疗中能取得一定的效果。

根据具体表现，丹毒一般可分为红斑型、水泡型、紫癜型、坏疽型等四型丹毒。泥鳅滑液糖浆一般对红斑型丹毒较为有效。应用时应注意保护患处皮肤的清洁，有条件者可在患处消毒后再涂，并注意保持局部湿润，干燥后即再涂，一天可涂多次。

多项注意不可忽略

如涂泥鳅滑液后局部皮肤出现瘙痒、红色皮疹，分泌物增多，可能为过敏反应，应立即停用。同时，泥鳅体内含有多种寄生虫，如使用，当注意其来源的安全性。

水泡型、紫癜型、坏疽型丹毒，或皮肤破溃，或高热不退，或合并糖尿病，或检查发现白细胞计数明显升高的患者，禁用泥鳅滑液糖浆治疗，应及时到医院规范治疗。

此外，丹毒多因足癣或过度劳累诱发，并易复发，其复发率可达43%。患者要注意休息，避免过度劳累；避免久行久立；积极治疗皮肤破损及脚癣等，以减少复发。

偏方也要辨证论治

偏方、验方，是中国古代民间流传的、经多年实践总结出来的治病方法。有些在正规医院治疗效果不好的疾病，特别是疑难杂症，用偏方治疗有时候能取得意想不到的效果，故民间向来有“偏方治大病”“一味偏方，气死名医”的说法。

但偏方的疗效一般是不确定的，有的偏方很好用，有的却一点效果也没有，甚至产生副作用，或危及生命。这主要与中医历来强调整体调节、辨证论治及“因人、因时、因地”制宜有关，中医治病必须根据时令、地域和各人的身体状况不同等情况而调整。

验方只适用于特定情况

偏方、验方的产生多有独特的背景，某一偏方、验方常常是针对疾病发展的某个阶段、某个症状，或某些特定体质的人群，并非适用于疾病的全过程或整个疾病人群。

所以，应用偏方、验方时一定要请有经验的医生进行指导。注意把疾病状态了解清楚，根据自己的临床病状和身体状况选方施治。特别要弄清一些同名或相近的药物的用法、用量和疗程，切不可抱着“试试看”的态度，把自己的身体和生命当成试验品，以致酿成大错。

延伸阅读

此方在微信平台上线后，马上有粉丝来问：泥鳅治痛风有用吗？他正发作，深受其苦。这个专家分析时没说，我们不能瞎掰。第二天，他又来汇报：试过啦，没用！

感谢粉丝的真实反馈，使《家庭真验方》得以不断丰满、提高。欢迎更多的读者反馈体验，你们的经验或教训都是宝贵的借鉴，让验方更真、更安全。

家庭真验方

防尘防盗陈皮季

这位办公室达人每年秋天自制陈皮。别以为把橘子皮摊开了晒就行了，还需要天时、地利、人和以及防尘、防盗“绝技”哦！

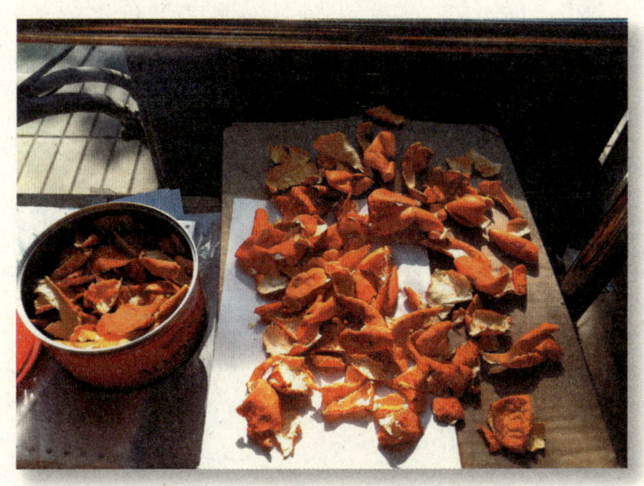

达人故事

我喜欢吃橘子，近来鲜橘上市，我大饱口福。同时，我的“陈皮季”也开始了。每年秋天，我都要制作一批陈皮，早年都是放在户外露天晒制，灰尘和被人随意拿走的问题令人很烦恼。后来我搬了新办公室，朝南，有一幅很大的落地玻璃窗，这两个问题就都解决了。

我把吃剩下的橘皮洗净，摊在干净的纸上，放在窗前进行日光浴。晒多少天不一定，要看天气条件。一般晒到橘皮变硬发脆，就可以收起来放在罐子里储存了。

我平时用的都是放了两三年的橘皮，泡茶、做菜时都会用到。希望专家能告诉我更好的用法，我真的很喜欢这味简单的中药。

（老　唐）

名家评方

上海中医药大学教授　葛德宏

可制作陈皮的橘皮，有福橘、朱橘等多种橘类的果皮；还有甜橙及柑类的果皮，习惯上也作橘皮使用。以产于广东新会的橘类果皮质量最佳，以其制作的陈皮又称广陈皮或新会皮，越陈久者越良。

怎样自制陈皮

秋末冬初，即10月以后，选择成熟的鲜橘类；外表皮无病斑，橙黄或红棕色，有细皱纹及凹下的小油点。刷去泥尘，用清水洗净。沥去水湿后，将完整橘皮剖剥成数瓣，橘柄处连在一起，有时分离成不规则碎片。橘皮的内表面呈浅黄白色，似粗糙海绵状，附有筋络状管束。

将剥下的鲜橘皮均匀摊在清洁的纱布上，日复一日，晒至皮硬变脆。至此，像前面那位读者，将干燥橘皮贮存备用，也是一种不错的选择。讲究点的，在存放前拣净橘皮中杂质，喷淋清水，待润透后切成不规则条状或丝状，置通风处再次晒至干脆，折断面有香气；装入容器封盖，储藏于阴凉干燥处，以防霉防蛀。在没有变质的情况下，陈皮时间越长药效越佳。

利用陈皮养生

自制陈皮可烹制菜肴、汤羹、粥品、茶点，尤其烹调鱼、肉、禽之类荤菜，不只食借药力充分发挥营养价值，还可去腥解腻、提鲜增香。兹介绍养生验方数款：

1. 陈皮瘦肉粥　粳米100克，淘净放锅内加水，投入切片猪瘦肉50克、陈皮15克、乌贼鱼骨10克，煮至肉熟粥稠，以盐调味温服。适合于脾胃气滞，腹胀嗳气，食少体虚。

2. 陈皮煎鸡蛋　陈皮6克，放锅内烤脆研末。鸡蛋2只打碎放碗内搅匀，加陈皮末及少许姜末、葱花、盐拌和投入热油锅煎熟佐餐。适合于胃脘作胀，遇冷疼痛。

3. 陈皮炖老鸭　青头老雄鸭1只，去毛及内杂，放大沙锅内加水，投入陈皮 15 克，姜、葱、盐各少许。炖至鸭肉酥烂，分次佐餐。适合于虚劳气喘，咳嗽痰多，纳呆腹胀。

合理使用原则

陈皮性温味辛苦，入脾、胃、肺诸经。功能燥湿化痰、行气健脾，主治胸脘胀满、食少吐泻、咳嗽痰多。譬如湿痰阻肺、肺失宣降所致咳嗽痰多，胸膈胀闷，即可用陈皮。

陈皮亦为治湿痰常用药，配半夏、茯苓以加强燥湿化痰止咳。又如脾胃气滞所致脘腹胀痛，食少不化，也常用陈皮。陈皮对湿阻或食滞引起气滞证尤宜，证无论虚实，均可配木香、枳壳以加强行气健脾。再如对胃气不和所致呕吐、呃逆，陈皮有行气和胃降逆之效。病因寒者配生姜、半夏；偏热者配黄连、竹茹、枇杷叶。

美食养生节“陈皮动员令”

陈皮制作如此简单、用途如此广泛，民间肯定还有同道甚至高手，一起切磋吧！做陈皮说过了，来说说吃陈皮！山楂陈皮茶、陈皮牛腩煲、陈皮鸭丝粥、陈皮烩鸡丁……哎呀呀口水下来了！赶快把你的陈皮美食图（要有文字说明）发给“家庭真验方”微信平台，参加一年一度的美食养生节（每年十月开幕）。

红参茶治尿不爽

这位达人用红参茶改善了自己的前列腺肥大，免去了“挨一刀”之苦。前列腺肥大老人照本宣科，是不是都可这么幸运？仔细看专家分解！

达人故事

我是一名退休教师，3 年前感到小便无力、尿线细，便前小腹胀痛，排尿时间较长，有时甚至难以解出。去医院就医，经彩超等检查诊断为前列腺增生。此后，先后服了几种治疗前列腺增生的药物，症状都没有明显改善。我到医院去咨询，医生说这是老年人的常见病，无特效药可治，症状严重时只能手术。我听了非常灰心，心想既然没有疗效，不如索性停止治疗，省得每天服药的麻烦。有近一年的时间，我忍受着种种痛苦和尴尬，准备实在忍不下去了，就去挨一刀。

1998 年初冬的一个偶然机会，一位老中医建议我吃点红参试试。没想到我用红参泡茶四个月后，竟收到了意想不到的效果。小便变得畅通，尿线变粗，小腹胀痛等其他不适也消失了，彩超复查显示前列腺明显缩小。更令人意外的是，我几十年来一直是低血压，经常头晕，现在血压也正常了，体质明显改善。

那年，我买的是共重 189 克的八支老红参，用果树剪剪成片。每天晨起后，我将一片红参放在杯内，冲入开水，待稍冷后饮下。然后在杯内加一片红参，冲入半杯开水，留待午睡后，再冲入半杯开水，立即饮下。饮完后，再加一片红参，如法炮制，待临睡前饮用。杯内的红参片，有的经两三次冲饮已烂成碎块，就用筷子搅动后喝下去，或者直接吃下去，避免浪费。我从冬至日开始饮用，将近四个月才将那八支红参吃完。

现在我吃得下，睡得香，尿得快，浑身轻松。我怀着愉快的心情把这点体会写出来，供老年朋友参考。

（陆炳全）

名家评方

上海中医药大学附属岳阳中西医结合医院教授、主任医师　赵章忠

前列腺增生，中医称为“癃闭”，多与肺、脾、肾三脏功能减退导致三焦气化失司有关，故治疗应从提高肺、脾、肾三脏功能、调整三焦气化作用入手。

红参系人参经蒸晒而成的成品。人参具有大补元气之功，能补五脏之虚，善治久虚不复之证。经加工成红参后，更添其温热之性，对气虚而偏寒者其效尤著。

陆先生既已年高，且素来血压低，可见元气亏虚、证属虚寒。故当其因虚寒致膀胱气化不利而见排尿困难时，连饮红参茶终获良效。现代研究也表明，人参能刺激垂体分泌促性腺激素，对肾上腺皮质系统有明显的抗应激作用，这些都可减轻前列腺的病变。人参还能改善大脑皮质活动，抗疲劳，增强机体对各种有害刺激的防御能力，调整多种物质代谢，改善血液状况，从而有利于前列腺增生的缓解。

红参片冲泡饮服虽较简便，但陆先生的服法有三处还可以改进：一，参有轻重、片有大小，以“八支用四月”论量，以片论次，实难令人效仿。比较明确的剂量应为每日 1 ~ 3 克，连服 3 月为一疗程。二，“开水冲泡、稍冷即服，三次冲饮、碎块喝下”，似非良法。红参有效成分溶解较慢，应放杯中，加水，隔水炖 1 小时，饮汤后，再加水炖 1 小时，连渣嚼下。三，每日分 3 次似无必要，一般炖两次，清晨及睡前空腹服即可。

另外红参功能温补，固对本病之气虚偏寒者有效。但虚寒重者，还需配以鹿茸、附子等品；单纯气虚而无寒象者，则以用白参为好；若气虚而有热者，则用白参还需配以清热之味。所以，想借鉴此方的读者，最好先请中医师辨证，判断是否适用为好。

更多前列腺肥大保健验方，详见图书《家庭真验方——小药方大功效》“前列腺肥大”章节

花生豆浆助降脂

现在，越来越多的人和脂肪肝、肝脂肪浸润、高血脂这样的“多脂病”结下不解之缘。达人说：偏方奇效！专家说：别忘运动！

达人故事

几年前，我到医院做体检时，被查出血脂偏高，并患有脂肪肝。后经朋友极力推荐，长期饮用自制的花生豆浆。大约半年后再去复查，不仅血脂恢复正常，而且脂肪肝也消失了。我和老伴虽已年逾古稀，但身体依然硬朗，因深感与吃花生豆浆有关，故写出来同大家分享。

以一个人用量计算，取黄豆 50 克、花生 10 克，淘洗干净后，用冷水浸泡至少 8 个小时。待黄豆、花生发胀了，加清水约 250 毫升，放在电动豆浆机磨碎，然后用洁净的纱布袋滤出花生豆浆；对过滤出的黄豆、花生渣，又加清水 250 毫升，放在电动豆浆机继续磨碎，再用纱布袋过滤一次。将两次制作的花生豆浆倒进锅里煮沸，加适量的白糖或冰糖调味即成，供早晚温饮。

（陈　正）

名家评方

复旦大学公共卫生学院教授，博士生导师，上海营养学会妇幼营养专业委员会原主任委员　邵玉芬

黄豆，不仅营养成分齐全，而且含量很丰富。其蛋白质含量高达 35% ~ 40%，素有“植物肉”之称；脂肪含量为 15% ~ 20%，以不饱和脂肪酸居多，如油酸、亚油酸、亚麻酸、卵磷脂和脑磷脂；富含矿物质，如钙、磷、铁，以及胡萝卜素、B 族维生素等；碳水化合物相对较少。另外，黄豆中还含有皂苷、黄酮类和以黄酮类为配基的糖苷。

无独有偶，花生的营养价值和药用价值也很高。每100克花生中含蛋白质27.6克；脂肪41.2克，且多为不饱和脂肪酸；还含有十分丰富的矿物质和维生素，如钙71毫克、磷399毫克、铁2毫克、胡萝卜素0.1毫克、烟酸13.1毫克等。

由于黄豆和花生所含营养成分和特殊物质，大多具有降血脂、降胆固醇和抗氧化作用，故常被营养学家们推荐为防治冠心病、高血压、动脉粥样硬化和保护肝脏的理想食物。因此，将它们制成花生豆浆，确实是非常合理的组合。

延伸阅读

降脂，运动疗法是主角

复旦大学附属华山医院主任医师　俞晓杰

在体检中，越来越多的人甚至是年轻人被告知患有“脂肪肝”。于是，他们急于想了解该吃什么药？其实，脂肪肝的治疗是在明确病因基础上的综合性治疗，药物仅起辅助作用。其中，运动疗法与其他疗法相比，既是一种主动疗法、全身疗法，又是一种恢复功能的疗法，而且还是一种有效的防病手段！

大量事实表明，运动疗法对于促进因肥胖、糖尿病、高脂血症等所致的营养过剩性脂肪肝的消退尤其重要。因此，给脂肪肝患者开张运动处方很有必要。

运动处方由运动类型、运动强度、运动持续时间、运动频率四项基本要素组成。开始运动前要有一个准备阶段，时限一般为10 ~ 15天，可以做一些轻便的、调整呼吸的运动，使心血管功能逐步增强。待身体适应体力活动后，就可逐步过渡到选择强度较大的肌肉锻炼和时间较长的耐力锻炼为主的运动项目了。

脂肪肝患者的运动项目应以中等强度较长时间的有氧运动为主。这类运动包括慢跑、中快速步行(115 ~ 125步/分)、骑自行车、游泳、上下楼梯、打羽毛球、踢毽子、跳舞、广播体操、跳绳和室内固定自行车、固定跑台等。

其中，步行是老年脂肪肝患者最好的运动方式。起初可每天半小时步行，进而快步行走，阶段性地增加运动量，将心率或脉搏控制在每分钟125次的中等强度范围以内。老年患者一般不要单独运动，要有人或熟悉健康情况的运动伙伴陪同。应随身携带急救药品及健康记录卡，以备紧急情况时能迅速了解病情，及时用药。

在运动锻炼的同时，要控制饮食，尤其要少食脂肪、糖类食物。

更多降脂验方，详见图书《家庭真验方——小药方大健康》“脂肪肝”章节

槐花清蒸鱼治银屑病

槐花在旧社会是人们充饥的食物，也是古往今来银屑病治疗中首推的保健食物，所以本文除了推荐达人方，还附送专家方！

达人故事

我生活在一个塞外山城。13岁那年秋季，我突然浑身起丘疹，经医院诊断为寻常性银屑病。从此，父母带着我走上了漫长的求医路。7年来，去了很多医院、诊所，用了无数偏方，虽然夏季病情有所好转，可一到冬季仍然要发，真是苦不堪言。

有一次，我在一本书上看到一个“槐花清蒸鱼”的药膳方，据说对银屑病患者很有效。我抱着试试看的心理，开始常吃这道菜。一段时间后，身上的皮损真的渐渐好了。

冬天到了，我的心像往常一样忐忑起来，这个药膳在我的“灾难季节”还会管用吗？适逢此时，我看到了1999年第5期《大众医学》上的《战胜银屑病》系列文章。文章中，专家向我们患者推荐的食物，第一个就是槐花！这下我更信心百倍，每星期至少吃两次“槐花清蒸鱼”。

这样直到春回大地，银屑病没有再显形。7年来，我第一次度过了一个没有病痛的冬天，激动的心情难以言表。在此，我把这个方子写下来，希望更多的病友能摆脱病魔的纠缠。

配方：槐花15克、葱白7枚、紫皮蒜20克、鲫鱼或鲤鱼500克，姜片、盐、料酒适量。

做法：将鱼洗净，去鳞、鳃、内脏，鱼体躯干部斜切3～5刀，放入沙锅，加葱、姜、蒜、盐、料酒和适量清水，在温火上蒸20分钟。然后放入洗净的槐花，加味精、香油少许，即可食用。

（田淑荣）

名家评方

上海中医药大学附属岳阳中西医结合医院主任医师、教授　赵章忠

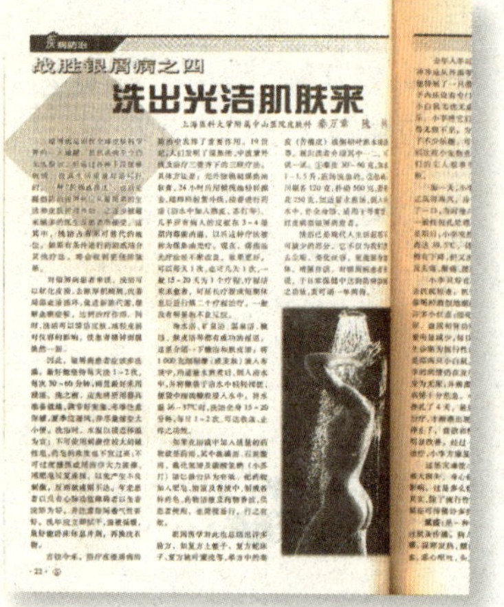
战胜银屑病之四
洗出光洁肌肤来

原文刊于《大众医学》1999 年 5 月

槐花是一味清热泻火、凉血止血的常用中药，历来不仅用于治疗各种出血，也常用来治各种疔疮肿毒等皮肤病。槐花治银屑病，民间早有应用，其可靠疗效近年还有过一些临床报道，据说有效率可达 94%。现代研究表明，槐花具有降低毛细血管通透性、抗炎、抑菌、抗溃疡、改善血液循环等作用。

鲫鱼或鲤鱼有健脾利湿、除湿热之功，而脾虚湿热是多数银屑病患者的共同病机，故常食也有助于康复。小田读者提供的药膳方中的葱白和紫皮蒜，不只是调味品，它们更具通阳解毒功能，能祛除风湿之邪，可治疗多种皮肤病。因此，这张方子组成合理，对银屑病具有一定疗效。而且，此方还可治暑疖、痈疽、淋巴结核、痔疮下血等证。

一般地说，入膳的槐花应为干燥花朵。最好在夏季花初开时采收，除去杂质，当天晒干。这种槐花干品呈黄色或淡棕色，色泽鲜艳，不易变质；若沾露水或雨水，隔日晒干，则色易变黑，易霉烂。花未开时采收的花蕾，晒干后称为槐米，也有相同功效，剂量同槐花。槐花、槐米均宜装入木箱，置阴凉干燥处保存、备用。一旦霉变，应丢弃不用。

由于银屑病有寻常型、脓疱型、关节炎型、红皮病型等多种表现，患者个体差异又大，故中医治疗还需辨证论治、辨证用膳。此食疗方功能重在清热利湿，对表现为红色丘疹上覆盖多层银白色鳞屑、口渴、便秘、苔黄腻的寻常型且湿热盛者，有较好疗效。其他类型的银屑病患者，在辨证用药同时也可试用本方，只是效果不一定明显。大便溏薄、舌苔白腻的脾胃虚寒者，当酌情减槐花。

延伸阅读

名方双花汤

复旦大学附属中山医院主任医师、终身教授、全国及上海中西医结合学会皮肤科专业委员会名誉主任委员　秦万章

配方：槐花和凌霄花各15克。

用法：加水煎服，每天一剂。槐花还可单独泡茶喝，每天用量为15克。

功效：清热凉血、祛风止痒。

作者经验

在旧社会，槐花常被人们用来充饥。殊不知生槐花具有清热凉血、祛风止痒的功效，正是银屑病患者的佳膳。民间早有将其用来治疗银屑病。凌霄花不仅美丽多姿，还能活血凉血，已被证实对银屑病具有防治作用。槐花和凌霄花组成的“双花汤”，是著名的防治银屑病的验方。

特别提醒

“双花汤”使用了槐花和凌霄花两种药用花卉。有些使用了其他两种药用花卉的方剂，也叫双花汤。比如丝瓜双花汤，使用的是玫瑰花和菊花。在中药处方中如果出现“双花”一词，则特指金银花，一种多年生半常绿缠绕木质藤本植物，为清热解毒名药。

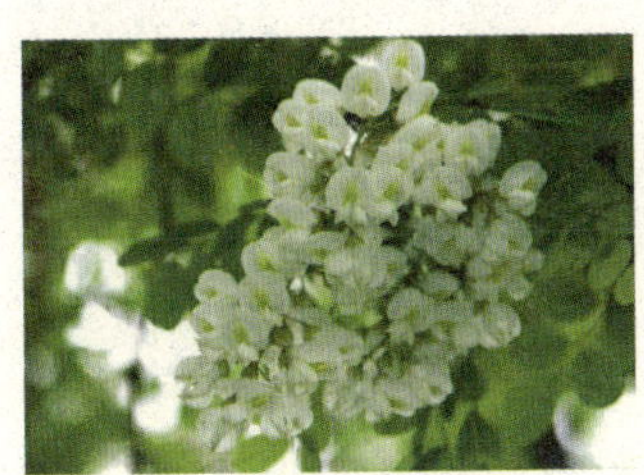
槐花

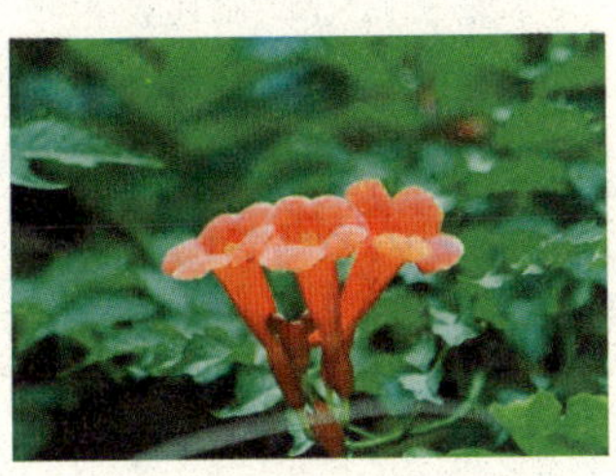
凌霄花

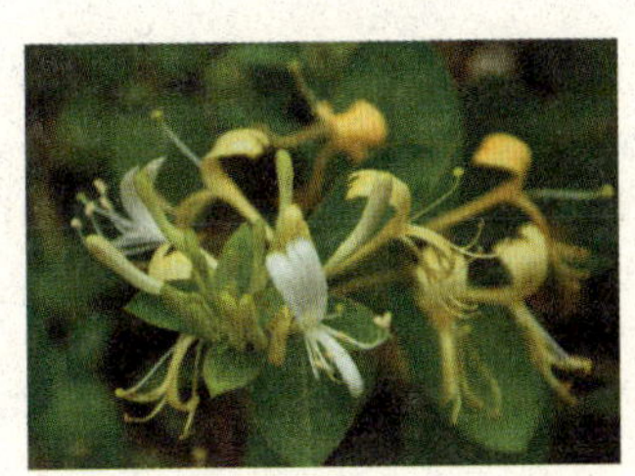
金银花

鸡血炖蛋治贫血

古人说“吃啥补啥”，所以“吃血”就能“补血”了。有人会说这是迷信糟粕吧？看看现代医学是怎么解释的吧。

达人故事

我是一名中学教师，今年35岁。由于年纪轻轻的，从未想到过要“进补”。直到去年初，我被诊断为缺铁性贫血，才知道需要补铁。出于无奈，我跑了几家医院，断断续续地吃过几种药，并按朋友的介绍服了些补品，几个月下来好像没有什么效果，还是一个“黄脸婆”。

后来，一位大学教授向我提供了一种简便而又奇特的食疗方——鸡血炖蛋。说它简便，因为是普通的鸡血炖蛋；说它奇特，因为对鸡血的要求非同一般，现借贵刊征文的机会，我毫无保留地介绍给大家。

用料：鸡血、鸡蛋。

做法：先准备好一只干净的碗，倒进与鸡血差不多量的冷开水。宰鸡时将鸡血滴在碗里，并用筷子不停地搅拌，不让血凝固。然后将碗放入冰箱的冷冻室冷冻，待冻透后取出自然解冻。这时的鸡血因掺水和冷冻，红细胞被破坏殆尽，营养成分容易为人体吸收。在经过如此处理的鸡血内，加入几个鸡蛋，淋些麻油，放点姜葱，即可隔水蒸成美味的鸡血炖蛋了。

我试用了一段时间，还真灵：面色开始红润起来，不再有头昏眼花的现象，丈夫和女儿也夸我比以前漂亮多了。

（倪静娟）

名家评方

复旦大学公共卫生学院教授，博士生导师，上海营养学会妇幼营养专业委员会原主任委员　邵玉芬

缺铁性贫血主要是由铁营养缺乏引起的，所以又称为营养性贫血。既然是因营养而贫血，那就要合理膳食，补充人体需要的铁营养。其实，在许多人平时的膳食中，铁的含量并不少，但仍然会患缺铁性贫血。这是什么原因呢？主要是膳食中的铁不容易被人体吸收。

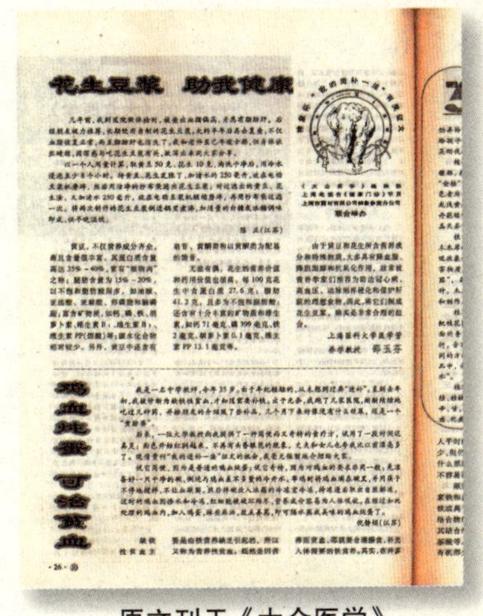

花生豆浆　助我健康

鸡血炖蛋　可治贫血

原文刊于《大众医学》
1998 年 10 月号

原来，食物中的铁有非血红素铁和血红素铁两种。非血红素铁或离子铁，主要是以氢氧化铁络合物的形式存在于食物中，与其结合的有机分子有蛋白质、氨基酸等。这类铁必须先溶解，与有机部分分离，变成亚铁离子后才能被人体吸收。膳食中存在的磷酸盐、植酸、草酸、鞣酸等，可与非血红素铁形成不溶性的物质，也阻碍了铁的吸收。由于谷类和其他植物性食物中的铁，都是属于这一类，吸收率低，故以吃素食为主者容易发生缺铁性贫血。

血红素铁是血红蛋白和肌红蛋白中与卟啉结合的铁，不受植酸、草酸等膳食因素的影响，可以被肠道直接吸收。如动物性食物中的血、肝、肌肉等，所含铁的吸收率在 20%以上。

可见，缺铁性贫血患者应注意合理膳食，多吃动物性食物。平时经常吃鸡血（猪血或鸭血亦可）炖蛋，无疑会起到“以血补血”的作用，一般人也值得一试。

夏秋别吃散装猪血

高玉敏

众所周知，动物全血是膳食中铁的良好来源，而猪血又以其低廉的价格、鲜美的口味和丰富的营养价值受到人们的青睐。

市售的食用猪血一般分为两种，一种为散装，即放置在塑料盆或桶内，按需称量购买；另一种为盒装，超市内较多见。散装猪血在采集过程污染严重。因为猪血从猪的主动脉流出，经过猪的表皮汇入采血容器中，而猪在宰杀前仅经过简单的冲淋，猪体表面携带的大量微生物就会污染猪血。消费者为图鲜嫩，往往对猪血加热不彻底，细菌不能完全被消灭，容易造成食物中毒。夏秋季节气温较高，受污染的猪血中细菌繁殖速度很快，更可能造成危害。相比之下，盒装猪血是从猪的主动脉直接采血，加工场地卫生条件较好，运输、销售有冷藏条件，受污染较少。

鉴于上述情况，有些省市规定，在当年 11 月至次年 4 月期间，散装和盒装猪血都可销售；在 5 月至 10 月期间，散装猪血不得销售。对于盒装猪血，为了保证其质量，需经市卫生行政部门许可，并取得批文后于冷藏条件下当天销售。所以，消费者在 5 月至 10 月这段时间内购买猪血，需认明是否为当日生产的盒装产品，是否贮存在冷藏条件下销售。如发现不符合上述有关规定的，千万不要购买。

藿香正气水治痱子

藿香正气水是夏季常用解暑药物，常口服以治疗暑热引起的脘腹胀痛、呕吐腹泻、发热等。不过，这位达人的用法可不是喝。

达人故事

我家孩儿胖，夏天满头满身痱子“造反”，很是烦恼。不知为什么，现在药房里卖的痱子粉不像以前那么管用了。经实践，我发现藿香正气水效果很好，治肥胖婴儿的痱子特别管用。

只要把患处洗净、擦干，然后用棉签蘸上藿香正气水反复涂擦。每天 2 ~ 3 次。一般两天内痱子就会消退。

（马传胜）

名家评方

湖南省中医药研究院附属医院内科主任医师、教授　王明辉

藿香正气水一般用于口服，此外治法属新用。藿香正气水的组方一般来源于《太平惠民和剂局方》所载的名方“藿香正气散”（大腹皮、白芷、紫苏、茯苓、半夏曲、白术、陈皮、厚朴、桔梗、藿香、甘草），能芳香化浊、解表化湿、理气和中。治湿热内蕴的痱子有效，也在情理之中。不过，市场上有的藿香正气水并不是按《太平惠民和剂局方》组方的，主治范围有些差异。所以要借鉴此法，请先确定所用藿香正气水的出典。

韭菜汤治脚癣

韭菜汤治脚癣的方法比较独特，但是无独有偶，另有达人也用韭菜治疗脚癣。本文一并展现。

达人故事

我儿子患了脚癣，很痒、恶臭。有一次在杂志上看到用鲜韭菜可治愈脚癣，我就拿来一试。方法是：取鲜韭菜 300 克，洗净捣成泥状，放入脚盆，倒进开水半盆，用塑料纸将盆严封。待水温稍下降后，将脚放入韭菜水内浸洗半小时，然后擦干。

我儿子的脚癣很严重，所以我叫他隔日再泡一次。没想到这两次便治愈了脚癣。注意：脚癣治好后，要穿干净鞋袜。

（付伯祥）

名家评方

上海中医药大学附属曙光医院中医外科主任医师，上海市中医药学会外科专业委员会副主任委员　薛慈民

这种方法治疗足癣较为独特，对于儿童足部汗多而引起的脚臭以及脚癣不妨一试，简单的方法有时也能有显著的效果。足癣是一种真菌病，中医称之为“脚湿气”，是由感染湿毒所致，以穿球鞋、胶鞋者最易发生。

本法用鲜韭菜捣烂加热水浸泡足部来治疗脚臭及脚癣，是对局部皮肤产生刺激作用，通过活血通络、祛湿来达到收敛干燥的效果。中医古籍曾有韭菜根“治五般癣疮”的记载，说明此法是有依据的。

延伸阅读

韭菜洗剂治脚癣

天津中医药大学　林刚

配方：韭菜 500 克，切碎；明矾 30 克，研细末。普通花茶 30 克。

用法：两药同放入洗脚盆中备用。取花茶，加入 1 500 毫升沸水中煮沸 2 分钟，再将煮沸的花茶水倒入洗脚盆中，略搅拌，待温度适宜，将双足放入盆中浸泡，每次 30 分钟，每天 1 次，重者可每天 2 次。连用 7 天为一疗程。

功效：方中韭菜性辛温，味酸涩，具有杀虫、燥湿之功，且韭菜愈老效果更佳；明矾酸涩、性寒，可杀毒、疗癣；茶叶味苦，清热凉血、解毒。三者合用，共奏清热燥湿、收肌涩肤、杀虫止痒之功。

适应证：适用于足癣。症见足趾间浸渍发白、红肿，有群集、散发小水疱，疱液澄清略呈黄白色，甚则红斑糜烂、裂隙，脓疱破溃渗出、奇痒难忍者。

作者经验

笔者从一民间医师处偶得此方，经临床应用治疗顽固性足癣，取得满意疗效。曾有一28岁男性患者，初诊见双足趾间皮肤糜烂渗水，浸渍发白、裂隙，足底可见多处成片粟米大小水疱、基底潮红，瘙痒难忍，趾间散发臭味，流黄水，奇痒难忍，影响正常工作与生活。曾用达克宁霜、足癣一次净、中药煎水浸足等方法治疗，症状时轻时重。予韭菜洗剂泡足 1 周后，皮损、臭味消失，瘙痒亦明显减轻，嘱继续泡足 1 周以巩固疗效。随访 1 年未复发。

治脚癣有达人，预防脚癣也有达人。发送“预防脚癣”到“家庭真验方”微信平台，收看《预防脚癣四月始》

另类“80后”数字化养生

这篇不是传统意义上的偏方故事了，但是人类追求健康的脚步从来没有停止过，偏方为什么不能与时俱进“数字化”呢？

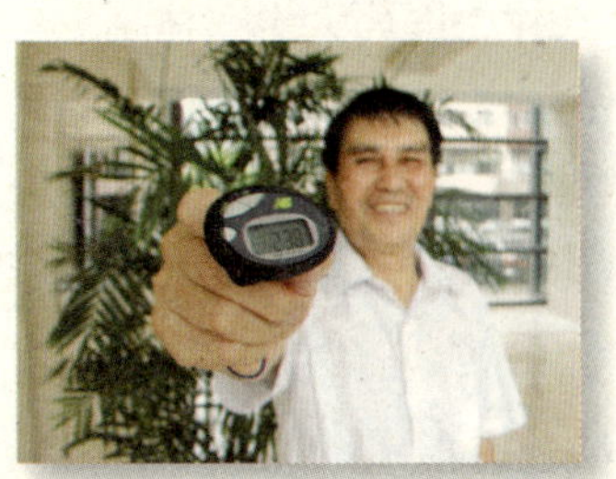

达人故事

转眼间，我已年届八旬，步入老年已是不争的事实，但是我的理想是要健康地活过一百岁。当前，“百岁人”已被视为人类社会的重要财富，联合国世界卫生组织（WHO）把统计百岁人作为衡量各国经济、文明发展的标尺。在我国，各省市申报以百岁老人为主体的“长寿之乡”已达20个，上海的崇明也位列其中。

其实百岁长寿的主要核心应该是健康。有人曾以一道数学公式来说明健康对人生的重要性：健康是“1”，职称、权位、财富等都是“1”后面的“0”，失去了“1”，即使你拥有再多的“0”，也都将毫无存在的意义。我退休后，正在全力追求这个“1”。

秀一秀“数字化档案”

两年前，我在美国作过一次常规体检，总共42个项目全部“OK”。为了便于自我检验和对比，我对自己的健康还建有“数字化档案”，现在就来“秀”一下：

体形：身高1.72米（今年缩水为1.71米），体重61千克，胸围92～96厘米（扩胸），腰围76厘米（2.3尺），臀围89厘米，大腿围48厘米，臂围28厘米（屈肘）。

心肺功能：脉搏64～66次/分钟，血压80～130毫米汞柱，平静呼吸8次/分钟。

这些数字颇令我自豪。此外，我的听觉、视觉（老花250度）、记忆力均良好，迄今尚未发现任何慢性疾病，满头乌发竟人人以为是染的。

“七不”“七多”生活法则

退休近20年来，我把增进健康、抗拒衰老作为一门科学、一种学问和文化来探索。我大量收集国外各种健身养生资料，阅读《黄帝内经》，学习经络学和心理学等知识，又把自身作为实验的对象。摸索了这么些年，真的也说不出个子丑寅卯来，粗浅的感悟就是，首先要对自身生命有个目标，就是树立起健康百岁的理念——“百岁不是梦”。有了梦想，就会有动力，就会去努力。

其次要养成良好的生活习惯。我为自己制定了“七不”“七多”法则，即不烟、不酒、不麻（麻将）、不贪、不馋、不懒、不熬夜（这是对生命能源极大的消耗）；多读书（增进知识和增长健商）、多动笔（我以前是记者，现在还常去采访）、多走路（这是最简便的有氧运动）、多交友（朋友会使你的生活更加丰富多彩）、多按摩（这是最廉价的自我保健），多做伸展运动和多监控自我健康的各项指标。

起床七件事 每天2节课

我每天要上两节健身课。为了每天有个好心情，我把起床七件事列为清晨第一节保健课：起床一杯水（补水、清肠胃），伸伸懒腰三四个（打起精神松筋骨），对窗远眺深呼吸18次（吐尽浊气），扩胸展臂七八下，冷水摩面2分钟（冬天也坚持），全身拍打3分钟（舒筋活血），梳头100下（荣发健脑）。

每天上一节体育课，是我健身的“必修课”。我在美国生活时，每天打网球1小时，或跑步5千米，有时游泳或爬山。回到上海后，改为在小区跑步、快走相结合3千米。如遇风雨，家中的客厅就是健身房，且全年无休。

为了保持手臂力量，我还经常使用8磅哑铃做操，使肱三头肌不致退化，有利于上肢的健美和力量。

家中3件宝

为了加强自控和监测，我家中备有3件东西，即磅秤、皮尺、立镜。我每周称一次体重，并测量腿围、臂围和腰围，随时记录、监控“数字化档案”。其中，腰围是监控的重点数字。俗话说，腰围小一寸，疾病退三分。事实证明，许多慢性疾病，诸如糖尿病、高血压和心血管疾病等都与腰围过大和体重超标（肥胖）有关。我还坚持天天照立镜，一看面容气色，二看形态和精神面貌，三看仪容仪表，让自己充满活力。

肌肉对健康和生命很重要，也是显示人体力强弱的标志。老年人容易出现肌肉萎缩，如能保持一定的肌肉量，则有利抗击疾病，加快康复。

大腿肌是人体最大的肌肉群，是人生活、运动、奔跑和跳跃等的重要动力源。中国有句古话：人老先老腿。我在美国时，曾遇到影星陈冲的丈夫许彼得，他是旧金山太平洋医疗中心高危室主任，是著名的心外科医生。他说自己在手术前总要摸一下患者的大腿肌肉，如很壮实，估计术后会很快恢复；如大腿干瘪或太肥，都不是好兆头。

测量大腿围的位置，我取的是大腿根以下大腿的中部位置。怎样测臂围呢？先找到肱三头肌，测量时最好屈肘，让肱三头肌自然鼓起。

有人戏谑我是40岁的背影，50岁的形态，60岁的体能；还有人说我是“另类80（岁）后”，我都付之一笑。但我确实正在朝这个方向去努力，以实践自己的“健康百岁梦”。

（李庭昆）

芦荟叶治牙根尖周炎

专家提醒：不能随便用家养的观赏芦荟。记住芦荟药用——一防过敏二防中毒。发送“芦荟”到“家庭真验方”微信平台，收看更多芦荟妙方。

达人故事

我的牙齿曾患较重的楔形缺损，牙神经外露，遇冷、热、酸、甜都剧烈疼痛。1996年，我到某牙科诊所，不料其消毒不严，使牙床感染发炎，随后逐渐发展成牙根尖周炎，牙龈经常红肿疼痛，波及脸部、头部，严重影响吃喝和睡眠，非常痛苦。后来，牙根尖周围组织坏死、化脓，导致牙床形成瘘管，从牙龈红肿处破孔排出脓血。牙科医生建议拔掉患牙，否则无法根治，我则坚持要保留牙齿。后来求治过多家医院，都说没有办法，只能用各种消炎药暂时治疗。

2000年，我在《大众医学》第11期上看到一篇介绍牙根尖周炎的文章，深受启发。我试着用文中所说的有消炎、杀菌、生肌功能的鲜芦荟叶来治疗。我用的是中国芦荟，取生长2年以上的鲜叶洗净，切段，去掉刺及外皮，将中间的透明胶状物贴敷在患处。白天更换多次，晚上睡觉前贴上新的。与此同时，增加营养，多吃些增强免疫力的食物，多锻炼、注意休息，保持良好心态。经过较长时间的调治，牙根尖周炎逐渐痊愈了，至今没有复发过。

（吴秋煜）

名家评方

上海中医药大学教授　达美君

牙根尖周炎伴瘘管，应在口腔科进行根管治疗。这一治疗在正规医院口腔科都可进行，可使局部炎症、疼痛很快改善，比芦荟外敷的效果好。如果因条件限制或其他原因无法采用正规治疗，可以试用这位读者推荐的芦荟外敷法。注意要选用有药用价值的品种。

芦荟品种很多，能作药用、食用、美容的品种仅 6 种。库拉索芦荟（蕃拉芦荟），原产非洲北部，可食用、美容等，应用最广泛。产于南非的木立芦荟，可打果汁，可作菜肴，又可加工化妆品。南非的好望角芦荟，大型茎杆木质化，可用于医疗。皂角芦荟，叶汁如肥皂水，滑腻，可药用和美容。在中国的变种有中国芦荟和上农大叶芦荟，都具有药用和美容的功效。

芦荟药用历史很久，典籍多有记载，尤其是明代李时珍《本草纲目》叙述全面："疗五疳，杀三虫，解巴豆毒""其功专于杀虫清热"。现代研究证实，芦荟的杀菌抑菌力强，有解毒、抗炎、消炎作用，还能营养皮肤、滋润增白、健胃通便等。因此，近年来芦荟被广泛应用于医疗、美容、食品、保健等领域。芦荟不入汤剂，仅晒干研末入胶囊口服，外用则以鲜叶去外皮取胶状物捣研外敷。

芦荟入药，有芦荟消疳饮、芦荟肥儿丸、芦荟丸、芦荟散、更衣丸等众多方剂，尤其是当归龙荟丸（芦荟、龙胆草、当归、黄连、黄柏、大黄、黄芩、焦栀子、木香、麝香）至今是临床常用的中成药，清肝胆实火，可治眩晕、胁痛、惊悸抽搐、谵语发狂、便秘溲赤等证。牙根尖周炎、牙龈红肿等属实热实火型者，选用可以食用的无毒品种，确实或可奏效。

要注意的是，牙龈红肿属虚火型者，以及体质虚弱，脾胃虚寒（便溏、食少、乏力等）者不宜使用芦荟。妇女经期、妊娠期、有痔血、鼻血症状者，亦不宜。芦荟可使某些人产生过敏反应，建议使用前先取少量做皮试。如有轻度皮疹、瘙痒，可用温水冲洗，并用冷开水稀释芦荟鲜叶汁后再外用；如过敏严重，局部皮肤红肿刺痛，则禁止使用。

特别提醒

不能随便使用家养观赏芦荟，以免误用、误食有毒品种。即使是可食用芦荟，如果超量服用，也会导致中毒。芦荟中毒，可发生呕吐、剧烈腹痛、腹泻甚至危及生命。早在 2002 年，卫生部将芦荟归入"可用于保健食品名单"时，就只允许其用于药品和保健食品，不能作为普通食品。喜爱芦荟的读者，一定要慎重！

教你在家种芦荟

西北大学生命科学院植物研究所　沈宗根

我们从事芦荟的生物种性研究多年，一直默默地关注着这种来自异域的神奇植物。不知何时起，我们欣喜地发现，这片风姿秀逸的浓绿已经悄悄走出了实验室，落户大江南北寻常百姓家。人们在观赏它的同时，姑娘用它美容，老人用它通便，小伙用它疗伤……欣喜之余，我们又犯了“职业病”，忍不住要问宠爱芦荟的人们：芦荟的品种可多了，你们知道哪些具有医疗保健价值吗？你们知道怎样种植，才能使它的药用成分正常增长吗？下面，我们就来简介一二。

1. 库拉索芦荟，市场上称美国芦荟。该种植物叶片很大，幼时有白色斑纹，是主要的药用芦荟，如果想种来入药，它是首选。

2. 中华芦荟，又名斑状芦荟、华芦荟。其白色斑纹在叶成长后不消失，由于其苦味不重，如种植目的是口服或入膳，它是理想的品种。

3. 木立芦荟，又称直立芦荟、鹿角芦荟。植株外形似小树，也有很好的药用价值，胃酸少者尤宜。

4. 皂角芦荟，又名皂质芦荟、花叶芦荟。叶片上花纹和斑点极多，叶肉加水搅拌可起肥皂样泡，也可入药，胃酸少者不宜选用。

家庭盆栽药用芦荟时，可用普通的瓦盆，盆土可用人工或天然腐殖土3份，粗砂7份配制。芦荟的繁殖通常用分株和扦插方法。新栽时，盆土不可太湿。栽后浇水不可太勤，冬季每星期1次，春秋5天1次，以清晨沿盆边浇为好。盆土中补充一点磷肥外，一般不用施肥，更不能施化肥。药用芦荟不耐寒，当气温低于5℃时，应将其移入室内。这样，才能保证芦荟的药用成分含量随种植年份增加而增加，一般3年以上者，药用价值较高。采收季节、昼夜不拘。采收时可将植株的中、下部叶片从茎部切下鲜用（用不完可放冰箱保存，注意用塑料薄膜保护好切口）或晒干备用。

脚下长“根”八字诀

对强杖横
八外鞋扶

这是一位退休护师屡跌屡伤后的经验总结，“吃一堑，长一智”，从此脚下有“根”。

达人故事

我是承德医学院附属医院的退休主管护师，年纪大了难免磕碰摔跌，而且次数不少。我跌倒的原因有许多，有时是粗心大意，有时是只管走路而不看路。人到老年，各器官产生退行性变化，平衡能力差，步态不稳，脚底下没了“根”，这是我发生跌倒，甚至致伤的原因。后来，我在医生的指点下，吸取了教训，增强了安全意识，并采取一些措施，基本上不挨摔了。这才是“吃一堑，长一智”啊！

一是“对”：针对骨质疏松，我到正规医院看病用药。

二是“强”：由于脚踝无力，易使身体失去平衡而跌倒。因此，走路时脚尖先着地，再全脚掌着地，加强脚踝的力量。两腿相碰撞着摇晃，效果更佳。经常转动脚踝，增强脚踝的功能。

三是“杖”：手持手杖走路，保持身体平衡。扶杖而行，是给人增加了一个支点，一条人工腿，人的体重由三条腿共同支撑，这样就减轻了双腿的压力，走起路来轻快稳当。

四是“横”：增强安全意识，横过马路不急不跑，要左顾右看，绿灯亮才可行。

五是“八”：走“八字步”时要将下肢外旋，有意识使脚尖向外撇，这样就扩大了两脚之间的距离，也加大身体支撑面的底面积，重心下移，有效地改变头重脚轻的状态，防止跌倒。

六是“外”：老年人遇到刮风、大雨、大雪、冰冻等就不要外出了，防止发生事故。

七是“鞋”：老人购买鞋时要选购防滑鞋。

八是“扶”：上下楼梯或上高台阶时要扶好把手，同时，爬楼时要看准路，要缓慢不要急，要稳当，脚要到位，不要踩空，精神要集中，不要想这想那，要全神贯注地上下楼。

（王秀兰）

绿茶水治烂眼角

这位达人用茶液治“烂弦风”，专家说有依据，而且老人和眼妆人群都可借鉴。

达人故事

眼睑炎和眼角糜烂是高龄老人常犯的毛病，我才七十八岁，却经常眼角糜烂渗水、眼屎成堆，两眼红肿、火辣疼痛。这病严重影响了生活，我十分苦恼，用过抗生素眼药水、眼膏，效果都不好。

我喜欢喝茶，有一次喝着喝着突发奇想：听说绿茶漱口可以杀灭口腔里的病菌，那么用来擦眼睛是不是也会有清热消炎作用？于是，我把喝茶时第二次冲泡的茶液（此时比较浓）倒在干净的小杯中，每天两三次用消毒棉签蘸饱茶液，先在两眼上下眼皮接缝处擦洗几个来回，然后又在上下眼皮外周再擦洗一遍。每天擦完最后一次，我又把小杯内剩余的茶水全部倒到双眼上。这样坚持了很长时间，真的把眼睑炎和眼角糜烂搞没了。

擦洗时要注意：轻闭双眼，不要让棉签进到眼睛里；擦后不要揩干，任其自然干燥。

（胡熙绩）

名家评方

上海中医药大学附属曙光医院眼科　石晶琳　缪晚红（主任医师）

从胡先生的症状主诉及对眼局部病灶描述分析，该患者所患眼病应为睑缘炎及睑板腺功能障碍（MGD）。这位患者用绿茶浸液清洁眼睑局部后症状好转，是因为清洁局部可以使位于睫毛根部的睑板腺开口分泌物得到清除，这样做对睑缘炎及 MGD 的治疗具有辅助作用。

眼睑即我们俗称的眼皮，睑板腺位于上下睑结膜，其腺体开口位于睑缘。睑板腺如发生炎症、腺体开口不畅，可以引起睑缘炎或睑板腺功能障碍（MGD）。由此可造成眼部睑缘（眼角）糜烂、分泌物多、红肿，并伴有干涩、灼痛、痒涩、羞明等不适症状。中医眼科依据这些特征性的临床征候，命名其为“睑弦赤烂”“烂弦风”。

茶叶是一种保健饮料，同时也可入药，是最常见的药食同源的应用。其具有清热降火、清心除烦功效，上清头目；外用可泻局部风热、火热之气。其浸液中含有茶多酚，又称茶鞣质，具有抗氧化、抗炎、抗脂等作用，并有消炎、抗感染活性，局部应用可减少组织肿胀，清洁腺体分泌物。

因此，胡先生用茶叶浸液浸洗眼睑局部后，眼睑缘炎症得到控制，局部脂质分泌物得到清洁，且其轻轻擦洗睑缘也起到了一定的睑板腺按摩作用，对疾病的治疗有积极意义。

这种方法具有一定的科学性，且简便易行，有类似问题的患者可依法每天行一次外洗。除了老人，睑缘炎或睑板腺功能障碍还会发生在一些眼妆群体中，因为化妆品尤其是眼线液会刺激睑缘睑板腺管开口，导致发病。

不过这种方法只适合轻度患者，且采用这种方法治疗有两点需注意：

1. 胡先生非常注意没有触碰到眼睛，避免了对角膜的损伤。这是在采用此外洗疗法时必须特别注意的。

2. 如使用后，眼睑皮肤出现局部红肿，甚至出现水疱，则可能为局部产生过敏反应或湿疹。此时需停止敷用及清洗，及时赴专科就诊。

作者经验

对于轻度睑缘炎，临床上一般采用局部物理治疗——睑板腺按摩，联合应用人工泪液。中重度患者需要接受专科医生对局部腺体功能的评分，然后还需进行干眼检查。因为睑缘炎及睑板腺功能障碍会使患者泪液中脂质成分分泌受到影响，造成泪液成分异常而引起眼部干燥。所以，中重度患者在局部清洁同时，需配合局部或全身抗生素治疗，并使用缓解干涩的人工泪液。

临床上，还可配合使用一些具有抗菌及收敛作用的药物进行局部熏洗。中医治疗此病颇有独到之处，如《审视瑶函》所载的处方：苦参、五倍子、荆芥穗、防风各9克，水煎后，局部熏洗，可疏风清热；眼干涩者还可配合密蒙花、玉竹、菊花各9克，薄荷3克，水煎熏洗，养阴明目。以上熏洗方宜每天一次。

萝卜缨子膏治口腔溃疡

这个方子是我们在“家庭真验方”微信公众平台“私人定制”版块推送的，如何定制专属自己的真验方？关注“家庭真验方”微信号，发送消息“定制”获取详情。

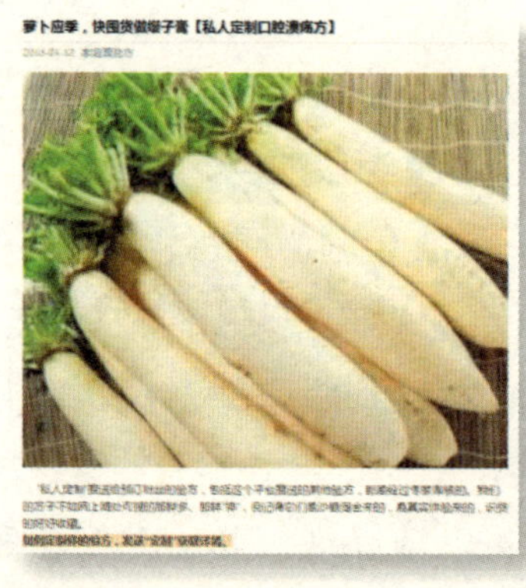
萝卜应季，快囤货做缨子膏【私人定制口腔溃疡方】

达人故事

眼下职场竞争激烈，工作压力大，饮食又多不节，口腔溃疡者普遍。患者多半喷锡类散、西瓜霜之类药品，有严重者甚至口服抗菌消炎药。这种杀鸡用牛刀的法子不仅花费贵，而且溃疡愈合慢。我家惯用验方萝卜缨蜂蜜汁，效果很好。

方法：用白萝卜缨（可从菜贩处索讨）1 斤（500 克），放进沙锅加水淹没，煮开。待温不烫时，加一匙蜂蜜调和（若孩子怕苦，多加些蜂蜜也无妨），当茶水喝。

如果口腔溃疡初起马上就喝，溃疡会被制住，不再蔓延扩大，一两天内便会痊愈。如果溃疡数日，创口大而深时，除了坚持口服萝卜缨蜂蜜汁之外，还可以采用萝卜缨蜂蜜膏直接敷贴。

方法：把洗净的白萝卜缨捣成糊，加蜂蜜调和成膏状，直接敷贴在口腔溃疡处。这办法既能止痛，又可加快愈合。

因为萝卜缨不是一年四季都能方便寻得的，所以可以在白萝卜上市的季节多制作一些备用。方法基本如上，但应多加蜂蜜（防变质），盛于封口严密的玻璃瓶内，盖紧，存于冰箱中。随时可以服用。如制成萝卜缨蜂蜜膏，则更利于长期存放，可经常兑水当饮料喝，预防口腔溃疡的发生。

（陈绍谟）

名家评方

上海中医药大学教授　葛德宏

口腔溃疡，多为阳明胃热内盛，或少阴心火独旺。治以清热去火和润燥养阴为原则。白萝卜缨即新鲜萝卜嫩叶，性平偏凉味苦辛，能清热退肿，消炎止痛。蜂蜜为甘平之品，《本草纲目》称“其入药之功有五：清热也，补中也，解毒也，润燥也，止痛也。”现代研究还发现，白萝卜缨可抗菌生肌，加快创口愈合。以白萝卜缨为主料配甘润蜂蜜，组成“萝卜缨蜂蜜汁”验方，符合食疗口腔溃疡治则，且食对症情，对口腔溃疡初起或轻度者效果明显。

这种方法也有助于调理咽喉肿痛，急性胃炎，胃及十二指肠溃疡，食积不化，肺热咳嗽，肠燥便秘。针对此方，可考虑调入的蜂蜜酌情增多一些，虚寒腹泻、肠滑便溏、糖尿病患者忌服。

选材和制作“萝卜缨蜂蜜汁”时，应注意选用新鲜的萝卜嫩叶，择洗干净、入水浓煎；选购的蜂蜜，以光泽、半透明、无杂质、筷子挑起流液成丝、花香不酸为上，以利发挥正常药效。还应注意当萝卜缨汤煎成时，可改为先去其渣，滤取汁液澄清后再调入蜂蜜，以免蜂蜜被锅中残渣粘附而有损耗。

萝卜缨膏方外敷还可治皮肤疮疡、口腔溃疡。制膏方时，所选萝卜缨洗净后，还得入温开水泡一下，滤去水分后放洁净的器具内捣泥，加蜂蜜适量调成膏贮存。如此用于敷贴口腔，可预防被不洁之物感染。

“家庭真验方”微信平台“私人定制”服务

“私人定制”服务是“家庭真验方”的特色项目。你想看什么内容、有什么问题，可以发送消息给后台。后台有很多精品，如果库存有货的话会马上推送给你，如果缺货呢，我们会为你精心制作，提供独家内容。详见定制规则。

美食减轻口腔溃疡

葛德宏

口腔溃疡大凡由湿热之邪所致，故平日适当多吃些清热去湿的饮食。如薏苡仁、赤豆、绿豆、荠菜、蕹菜、冬瓜、黄瓜、丝瓜、茭白、鲜藕、萝卜、西瓜等。口腔溃疡反复发作难愈，可能与体内缺乏微量元素锌有关。锌能促进细胞再生，加快溃疡伤口愈合，故应适当补充富含锌的食物。如牛奶、猪肝、鱼、牡蛎、淡菜、蚌肉、蛤肉、核桃、瓜子、榛子等。但应禁吃辛辣刺激性食物，如辣椒、大蒜、香醋等。不吸烟喝酒，少吃羊肉、海参、虾，以及油炸烘烤食品，以防助热生火。

口腔溃疡患者可辅以膳食：

1. 莲心茶：莲心 3 克，放杯内以沸水泡茶饮。莲心性凉味苦，能平肝火，去胃火，降肺火，尤以清泻心火之力为甚。中医认为，心开窍于舌，舌为心之苗，故舌面溃疡之人，最宜饮此茶。

2. 西瓜汁：西瓜洗净，剖开挖瓤取汁，含口中 1 ~ 2 分钟咽下，如此反复多次。西瓜性寒味甘，古有“天生白虎汤”之称，既泻阳明胃热，又引心包之火下泄。适用于口腔溃疡之人服用。

3. 冬瓜粥：冬瓜 250 克，去皮洗净切块；粳米 100 克，淘净。如常法煮粥食。冬瓜性凉味甘，功能清热下水消毒，既去胃热，又泻心火。凡患有复发性溃疡者，宜常食之。

慢性咽炎 DIY 蒜头酒

这个故事是为"家庭真验方"微信平台咨询"慢性咽炎"的粉丝定制的。如何定制微信？关注"家庭真验方"微信平台并分享，发送你的问题到后台，如果被接受定制，会收到编辑回复。

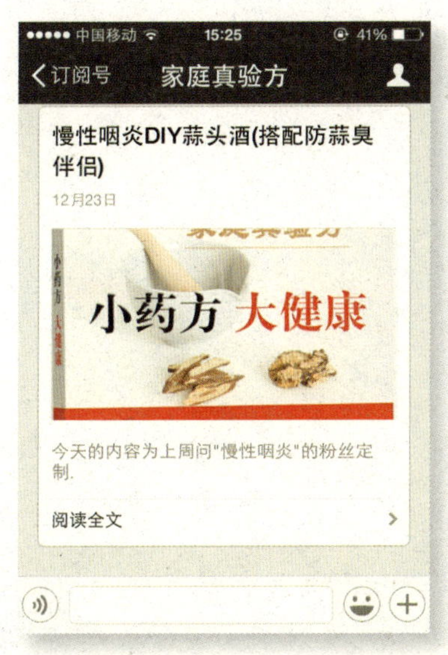

达人故事

我是一个小学教师，每天对着一群"皮大王"大呼小叫，嗓子伤得很厉害。喉咙痛、口干舌燥、多痰是家常便饭，甚至有失声一个星期的纪录。自从喝上同事推荐的蒜头酒后，这些毛病都消失了。

配方：蒜头 250 克左右。

制法：蒜头去皮，浸泡于约两瓶量的白酒中，密封一年后食用，每天早晚空腹时各服 3 毫升。

（刘　蕾）

名家评方

华中科技大学同济医学院附属同济医院中医科副主任医师、副教授　谭立兴

大蒜所含的大蒜素，其分解产物是一种抗菌谱广、毒性小的植物抗生素，对多种细菌和真菌有显著的抑制或杀灭作用。大蒜素能扩张血管、促进血液循环、缓解神经兴奋，故对咽痛有止痛之效。

大蒜中还有一些有效成分，可增强巨噬细胞活性，增强机体免疫功能，对慢性咽炎的康复和预防复发都有好处。用酒浸泡大蒜，能够增加大蒜素的溶解度，使之更好地发挥抗菌解毒功效。

但阴虚火旺、目昏眼干、消化性溃疡及肝脏疾病患者不宜食用大蒜，也不适合长期饮用大蒜酒。

更多慢性咽炎防治验方详见《家庭真验方——小药方大健康》图书“咽炎”章节

喝蒜头酒怕嘴臭？《家庭真验方》的专家为读者专门配置了“防口臭伴侣”，喝蒜头酒的、爱吃大蒜的读者千万别错过！发送消息“防蒜臭伴侣”给“家庭真验方”微信平台，就可收到秘方，还附带不喝不吃的大蒜治咽炎外用法！

中国移动
15:25
40%
订阅号
家庭真验方
专家配置:防蒜臭伴侣
12月23日
读者反馈：我用贵刊介绍的蒜头酒法缓解了慢性咽炎引起的咽痛，但是丈夫说我嘴里的气味太难闻了
阅读全文

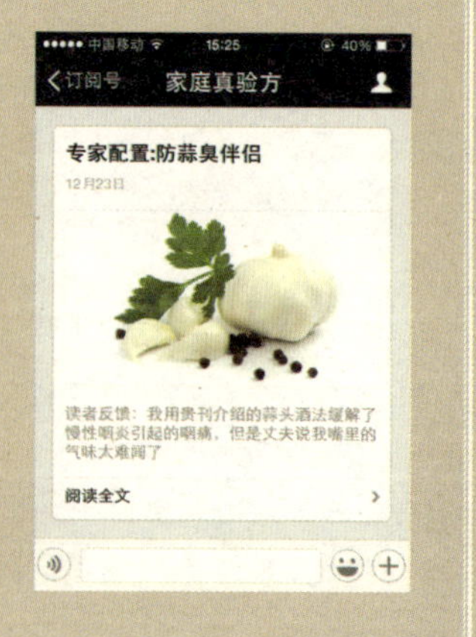

蜜花生治血小板减少

虽然达人说要用红皮花生米，但是其实只要质量好的花生，什么颜色的皮无所谓。记得一定不要去皮——用连衣花生，而且是生的。

达人故事

我老伴曾经患有血小板减少症。她遇事爱着急上火，生点气就犯病。血从鼻子里往外冒，用纱布都堵不住。求医多方，效果不理想。

后来偶得一方，是专治血小板减少症的。即用蜂蜜泡红皮花生米，置于阴凉处。她每日清晨起床空腹嚼服 10 ~ 20 颗，坚持不断。不等这瓶吃完，另一瓶又泡上了。

一年后，老伴的血小板减少症痊愈，后来再也没有犯过。

（老　刘）

名家评方

上海中医药大学教授　葛德宏

花生性平味甘，营养价值很高，能促进骨髓制造血小板，有养血止血作用，可治各种出血症。蜂蜜集滋补与治病两大功效于一身，近年又发现可促进机体造血功能，使血红细胞、血红蛋白、血小板增加。常以蜂蜜泡花生仁嚼食，共奏造血、养血、止血之功。这一验方，既有科学依据，又可说为对症施膳。

血小板有保护毛细血管作用，一旦血管破裂就聚集在破口处，与其他各种凝血因子形成血块而止血。血液中正常血小板计数为 10 ~ 30 万 / 立方毫米，若低于5万/立方毫米，就有出血现象，鼻孔流血仅为其中一例。由于患者坚持每日应用“花生泡蜂蜜”食疗方，促进骨髓制造血小板，提高血小板含量，缩短凝血时间，收到止血效果。

这种方法还适用于其他各种出血症，如牙龈出血、口腔出血、肺虚咯血、消化道出血、尿道出血等，亦适用于营养不良、肺燥久咳、肠燥便秘、高血压等。但大便溏薄，肠滑泄泻，糖尿病患者忌食。

选材和制作“蜂蜜泡花生”时，应注意选购颗粒饱满、色红干燥、香气足、无霉变的优质花生仁。然后必须以生的连衣花生仁，放大口瓶内，倒入上等蜂蜜，以淹没花生仁为度，泡两周后即可食用。为何必须用生连衣花生仁？因为炒熟的花生易上火，且降低药效，又因花生衣更有止血和促进骨髓制造血小板的功能，我国已将花生衣制成宁血糖浆、止血针剂药物。

其他生活调摄

凡属因血小板减少而引起出血者，应注意摄入富含维生素C和维生素K的饮食。前者可增强血管壁弹性，维护血管完整而减轻出血；后者能参与形成使血液凝固的物质，有助于凝血和止血。富含维生素C和维生素K的食物：鲜枣、橘子、苹果、核桃、番茄、马兰头、荠菜、菠菜、扁豆、豌豆，以及各种动物肝脏和鸡蛋等。

还可配下列膳食

1. **花生桂圆：**连衣花生仁50克，桂圆肉15克，生吃。每天2次，常食用。

2. **红枣粥：**红枣50克，粳米100克，如常法共煮为粥。每天早晚各1次，温服。

3. **马兰头煮鸭蛋：**马兰头适量，洗净放锅内加水，投入鸭蛋2只，同煮至蛋熟，捞出蛋剥壳后，再放回锅内煮至蛋白外衣变黑，吃蛋喝汤。

南瓜津液治“刺瘊”

这位达人的办法虽然好，但是专家说了：治“刺瘊”不可拘泥于一法。也就是说，“刺瘊”要综合治疗，外用、熏洗、内服，要随机应变。

达人故事

我是原阳县妇幼保健院退休主治医师，好多年前长过刺瘊，一直治不好，后来用南瓜津液涂抹，效果非常明显。我后来将方法介绍给他人，也均治愈。

方法是：取较嫩的黑皮或花皮南瓜一只，横切断面即有津液流出，以手指蘸津液反复涂抹患处，每天两次，连用 10 ~ 15 天即可治愈。

（赵秀芳）

名家评方

上海中医药大学附属曙光医院 潘祥龙（教授） 刘 杰

“刺瘊”在中医里又名千日疮，俗称“瘊子”。是由人类乳头瘤病毒（HPV）所引起的表皮良性赘生物，西医又根据不同部位和形状分寻常疣、丝状疣、掌跖疣等。中医认为，因病毒风邪搏于肌肤而生，损害好发手掌、手指、手背、指背、头面以及颈项、背等部位。小如粟粒，渐至大若黄豆、花生，突出皮表，呈灰黄、污褐或正常肤色，乳头样增殖，状如菜花。少者独一，多则甚至数十者，或散在或群聚，并无一定规律。一般无自觉症状，偶有压痛。

赵秀芳读者推荐的南瓜津液治“刺瘊”，属个人经验方。她自述“均治愈”，但尚未有文献报告，故此方不一定经得起临床实践验证。

从理论上来说，南瓜有较好的食疗和药用作用。据《本草纲目》注，南瓜性温味甘。具有补中益气、消炎止痛、化痰排脓、解毒杀虫功能的作用。现代研究表明南瓜津液富含多种 B 族维生素、维生素 C、维生素 E 和 β 胡萝卜素等成分，其中 B 族维生素、维生素 C 可提高机体免疫力，增强机体抗病毒能力；维生素 E 具有很强的抗氧化作用，能有效地保护肌体免受一些氧自由基和过氧化物的损害；β 胡萝卜素能促进体内维生素 A 转化，后者能使表皮细胞正常代谢。因此，采用南瓜津液治疗“刺瘊”有一定的理论依据。

不过，南瓜津液治疗“刺瘊”不可能包治各种病毒疣。通常适用于发生在颈项部的丝状疣、面部或手背部的寻常疣，对疣体小、质地软、病程短的（刺瘊）可能有效。病程长、疣体大且表面有较厚增生的角质者，将阻碍南瓜津液的吸收，可能影响效果。同时，每次外用的南瓜津液要新鲜，每天 2 次，每次反复多遍。涂抹时要用力摩擦，或削除部分疣体表面过度增生的角质，促进液体的吸收。如果局部皮肤或疣体出现严重的炎症，应立即停用，并到医院诊治。有些皮肤易过敏或者对南瓜过敏的人，不宜尝试此方法。

延伸阅读

治刺瘊不可拘泥于一法

刘 杰

刺瘊是一种常见的皮肤病，发生在面颈部及肢体可影响容貌，给人们（尤其是爱美的女性）工作和生活带来很多不便。临床上有许多治疗方法，各有利弊，现将其治疗方法大体归纳如下。

1. 全身治疗：对于范围较大、数目较多者，可以用中药煎水内服。病程早期、皮损微痒者可用清热解毒为主中药；病程长可用理气活血、软坚散结为主的中药，可能奏效。常用的中药如清热解毒的板蓝根、大青叶、马齿苋、败酱草，理气活血的川芎、赤芍、桃仁、红花等。内服同时还可配合外洗，效果更佳。

2. **局部药物治疗**：中药单方、偏方外洗是常用的行之有效的方法之一，常用中药有鸦胆子捣糊外敷，或无花果液体外涂，或中药狼毒煎水熏洗等。外涂、熏洗前，可先用消毒后的剃须刀将疣体表面角质层刮破，以出现针尖状出血点为佳，再用纱布包裹中药药渣或蘸取药液反复涂擦患处，因为这样一来药液容易渗入，有利于患处皮肤吸收。

3. **物理、手术疗法**：疣体小、数量少的，可用专用刮匙刮疣；疣体大或较深的疣可以用高频电仪，或微波仪或激光仪治疗，其治疗迅速、彻底、简便易行而且副作用少。液氮外涂冷冻治疗疣也比较有效，但需要专用的液氮储藏罐。

总之，治疗刺瘊应视其疣体大小、部位、数量以及病程而定，切不可拘泥于一种方法。临床应灵活变通，尤其中药外涂、熏洗还可以防治亚临床病毒疣的复发。此外，还要提醒患者注重平时的自我皮肤护理保养，提高自身免疫力，防患于未然。正如中医《内经》所说“虚则生疣”和“正气盛则邪不可扰”。

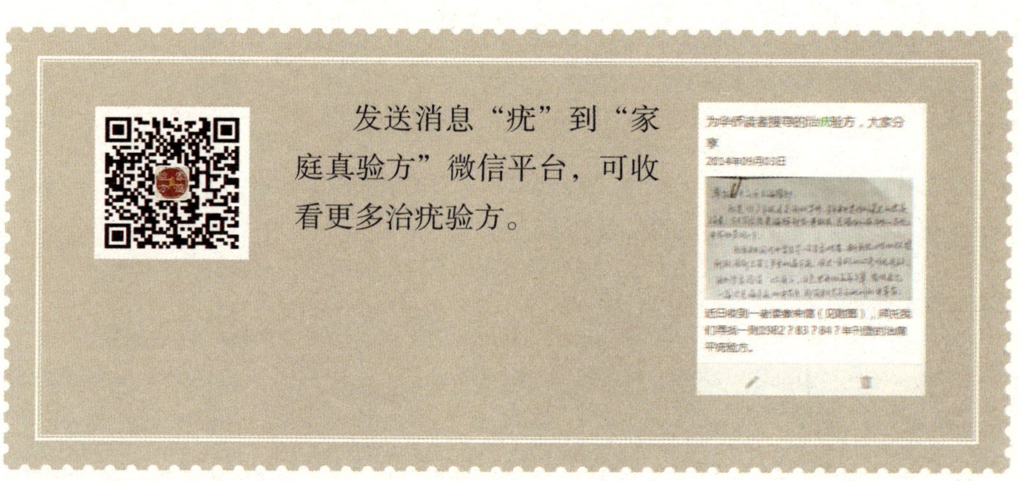

热水瓶惊魂夜的发明

我们有位90多岁的老作者，来信聊起某天差点被烫伤的惊险一幕，并说因此发明了预防烫伤的“绝招”。“家庭真验方”微信平台有粉丝定制烫伤方时，我们赶紧一并发布。

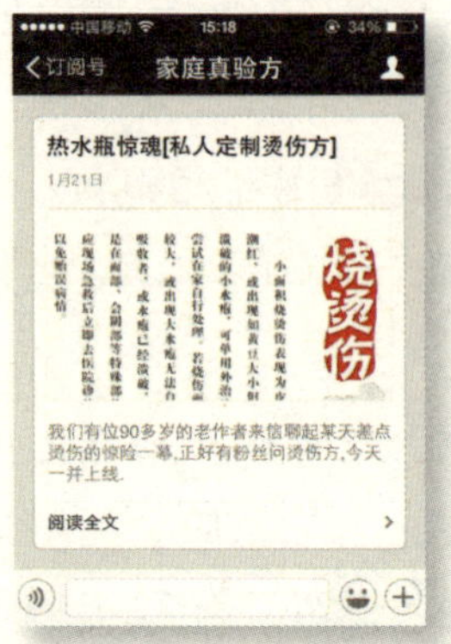

达人故事

我喜欢每晚睡前用热水泡脚，2010年冬天差点遭遇一场大祸，至今想来心有余悸。

那是12月的一天，我照例用热水泡脚，手边放着一个装满开水的塑料壳热水瓶，用来不时向脚盆里加热水以维持水温。有一次，我刚握着把柄提起热水瓶想要加点热水时，把柄上端与壳身的连接处忽然断开，瓶身顿时下倾，大量将近90℃的热水立刻猛然冲进脚盆。幸亏我每次加热水前，总是会把双脚搁在脚盆另一侧的边上，才没有被烫着，总算逃过“一劫”。

无独有偶，与我住在同一单元六楼的一位老太太也遇到了同样的事。她给我看一个还相当新的热水瓶，塑料壳上的把柄前几天晚上“掉了”，壳上只见两个边缘整齐的窟窿。所幸她这次也未被烫着。可见这种塑料壳热水瓶的“发病率”还相当高。

据知情人透露，某些厂家在制造塑料热水瓶壳时，在原料里掺入了石膏，这样就可大大降低成本，大大增加赢利，却同时也大大降低了塑料的坚固性，大大增加了一些消费者的危险性。

试想，如果是在夏天，有人穿着短裤，赤脚穿着拖鞋，要是也提起这种“水货”塑料壳的热水瓶来，要是当时把柄也一断，一“掉”，会发生什么后果？

我想到了一个笨办法：凡是塑料壳的热水瓶，不论是新是旧，都要用麻绳或塑料绳把壳身和把柄紧紧地、牢牢地、严严实实地扎在一起，捆在一起，绑在一起。这也就是“不怕一万，就怕万一”。

（华中科技大学同济医学院附属同济医院教授　冯新为）

延伸阅读

《热水瓶惊魂夜》惊醒的粉丝们

家庭真验方

热水瓶惊魂故事和烫伤定制方在“家庭真验方”微信平台上线后，收到很多粉丝的反馈消息。生活中真有这么多人受烫伤之苦！烫伤预防和自治知识实在重要！

我们挑选了几个比较典型的反馈，邀请上海交通大学医学院附属第三人民医院烧伤整形科副主任医师倪涛，连夜给予答复。

水疱挑还是不挑

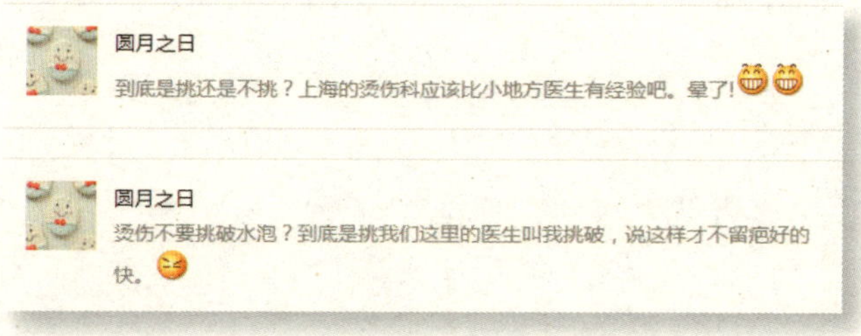

专家答复

是否留瘢痕与是否挑破水疱无关，而与烫伤深度有关。是否挑破水疱，应视水疱大小、是否引起胀痛等具体情况而定。小的、不引起胀痛的水疱可不处理，待其自行吸收即可。

家庭真验方：烫伤深度怎样判断？发送“烫伤分级”到“家庭真验方”微信平台了解详情。

烫伤后皮发黑会留疤吗

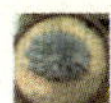

幸福的味道

前几天我不小心热水瓶烫伤手背，是晚上12点多，我马上去龙头自来水冲，大概冲了40分有的，手伸出来凉了又开始剧痛，半夜痛得受不了，上医院去挂了急诊，疼痛熬了一夜，所幸手背没有起水泡，就手腕一圈水泡，我看了大众医学的相关文章，没有把水泡挑破，手肿了几天，现在由红变黑，肿退了，皮像死皮，黑黑皱皱的，想问多久回到原来的皮肤，还是一直这样了/::'(/::'(/::'(/::'(

专家答复

黑皮是烫伤所致腐皮，待创面愈合后会脱落，如为浅二度大概 10 ~ 14 天。黑皮脱落后，新生皮肤颜色较红，需做好防晒措施，今后可能会留有痕迹，未必能完全完好如初。

家庭真验方：还好现在是冬天，防晒很容易做到，幸福的味道不要着急，专家发言肯定是很严谨的，我们不严谨地预测你能恢复。

石灰糊治烫伤妙方靠谱吗

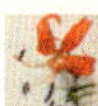

百和

使用后情况：当天涂药后就不感觉痛了，在换药时会发现烫伤的坏死皮肤已化为糊状，所以用棉花一擦就干净了，几次换药后会发现新皮肤已经长出来了，红嫩的，但很薄。这以后再换一二次就成了。 注意：这个药对一些人也许会出现湿疹。

百和

治疗烫伤最好的办法是用以前造房子用的石灰糊＋工厂里润滑用的黄油混合后在创面涂上2❓3毫米厚的一层，外面用纱布包扎。2天一换药，换时用干药棉擦干净，换药是不会有任何痛苦。这个对于深2度烫伤，5次左右即可长好皮肤。(这个配方是从一个专为消防兵治疗的专家得到的)

专家回复

石灰有收敛作用，可使创面干燥，润滑油可使创面保持湿润。但此方无科学依据，也许无害，也许有效。最关键的是，石灰和润滑油能否无菌？使用后是否会导致感染？另外，石灰遇水生成碱性的氢氧化钙，会对皮肤造成碱烧伤，加重创面。

家庭真验方：民间验方有时非常见效，但现代医学要求的是可复制、可推广且安全的治疗措施。民间验方和临床规范的差别和差距，大家心里一定要有数。

烧伤后的奇迹

烧成“剥了皮的兔子”能不留疤，堪称奇迹。不过不要光看神奇的达人故事，要看中肯的专家评论：“游方”虽勇，为啥难成“正轨军”。

达人故事

我是八十多的老翁了，小时候很顽皮。9 岁那年（1941 年）农历五月初六，我拣到一颗手榴弹，拆出炸药（当时的秤 1 斤为 16 两，一颗手榴弹有 4 两炸药）蹲在锅灶前玩。我用纸捻成纸捻儿，用锅灶里的余火点燃沾炸药，呼的一声引燃了炸药。火全烧在脸上，疼痛难当，我急忙从水缸里舀了一瓢水在铜盆里洗脸，一张脸皮全部脱落，就像剥了皮的兔子一样。街坊邻居都说：完了，准变成丑八怪。那时候在偏僻贫穷的乡村，无医无药，有街坊传了个土方：用老黄瓜（菜园里头茬留种的黄瓜到蔓枯萎时通体变黄）绞汁洗，用煮熟的鸡蛋黄炒油后搽，每天几次，大约十几天就脱痂了，既未感染化脓，也未留下瘢痕，仍像原来的脸一样。

（张星初）

名家评方

上海市中医医院外三科主任医师　王小平

鸡蛋黄油治疗烧伤古已有之，是民间流传已久的治疗烧伤的方法，不少实验和临床研究也证实鸡蛋黄油可以有效治疗轻度烧伤。

烧伤后，由于皮肤血管的扩张，血管通透性增强，大量血浆渗出，从而导致皮肤红肿，并出现水疱等。现代研究发现，鸡蛋黄油性甘平，有解毒、祛热、镇痛、生肌收敛等作用。故在轻度烧伤后，使用鸡蛋黄油可以有效减轻患处疼痛，减少渗出，在创面形成保护膜，减少创面污染，预防烧伤后并发感染的发生，有利于皮肤的修复。

黄瓜味甘性凉，入脾胃大肠经，其功用为清热解毒、利水、解烦渴。经现代药理研究证实，黄瓜汁有明显的扩血管和减慢心率的作用。故在烧伤时使用，可以有效减轻创面疼痛，减少渗出。

鸡蛋黄油治疗烧伤这种做法可以借鉴，但是要注意，不论是熟鸡蛋黄油还是黄瓜汁都只是临时的处理方法，不可以代替正规的烧伤治疗。

读者也许会问：黄瓜蛋黄油治烧伤这么妙，医生为什么不用呢？

确实，现代临床没有用含有黄瓜汁和熟鸡蛋黄油进行烧伤治疗的尝试，也没有以此为原料的烧烫伤药物。其主要原因是我们现在有了很多更有效的中药制剂，如烧伤湿润膏、烫疮油等，而且很重要的一点是黄瓜汁和熟鸡蛋黄油难以保证卫生、难以保存，不利于临床医院常备使用。

对烧伤创面，首先应该消毒灭菌，直接使用黄瓜汁或者熟鸡蛋黄油有可能造成伤口的感染。再次，黄瓜汁和熟鸡蛋黄油都需要保证新鲜，如果制备后的黄瓜汁蛋黄油在储存中发生变质，使用后会加重病情。

由于烧伤有不同的分级，无论轻重，首先应物理降温，用冷水冲洗 15 分钟以上。在轻度的烧伤发生时，可以考虑使用新鲜的黄瓜汁和熟鸡蛋黄油，注意，一定要新鲜；但如果发生中重度烧伤，冷水冲洗后应立刻到正规医院进行治疗，不应擅自处理，以免影响伤口愈合。

延伸阅读

预测：哪些烧伤不会留“疤”

王小平

烧伤的程度由温度的高低、作用时间的长短不同、引起的局部变化不同可分为四度。烧伤等级的划分是相当专业的，应由专业医生把握。读者可了解不同等级烧伤的预后，遵从医嘱，争取最佳结果。

一般来说，一度创面 2 ~ 3 天内症状消退，3 ~ 5 天痊愈，基本不会留下瘢痕。浅二度如无感染，1 ~ 2 星期痊愈，也很少留瘢痕。深二度一般 3 ~ 4 星期才能痊愈，可能留有轻微的瘢痕。三度以上的烧伤，会留有瘢痕甚至发生功能障碍。

浓绿豆汤醒酒

绿豆是解毒"圣品"，现做现饮效果更好。现在有一种流行说法：绿豆汤只要煮五六分钟，吃时只渴清汤不吃肉，因为"绿豆清热之力在皮，解毒之力在肉"。这种说法是否正确，绿豆汤到底应该怎么煮？

达人故事

我丈夫爱喝酒，可酒量并不大，一喝就醉。每次吐得一塌糊涂，都要我收拾，所以我心里特烦。后来同事告诉我，用100克左右绿豆熬成浓汤，能醒酒。我试了几次，丈夫说喝了以后真的舒服多了，一次也没吐过。现在我家冰箱里常备着浓绿豆汤。

（纪晓郡）

名家评方

上海中医药大学附属岳阳中西医结合医院主任医师、教授　赵章忠

绿豆不仅能解酒毒，还能解金石、砒霜、烟毒、煤毒、火毒、药毒、食毒以及暑毒、丹毒、疮毒等诸毒。绿豆汤制作简单，堪称家庭解酒佳品。我们曾用绿豆、赤小豆、黑豆各30克，甘草15克，煮豆至烂，让轻、中度酒醉者连豆带汤食下，疗效令人满意。

其他用法如吞服炒熟的绿豆粉，每次10 ~ 20克，或服食煮熟的绿豆汤，也同样有解酒醒酒的效用。

绿豆汤到底浓汤好还是清汤好

赵章忠

清汤浓汤之争，起于“绿豆清热之力在皮，解毒之力在肉”的古训。

只煮五六分钟的绿豆汤碧绿清透，看着爽心、尝着清口，煮至酥烂的绿豆汤则味浊不可口，自然无此观感。但是，并不能以观感来截然划分清暑力与解毒力，也较难明确绿豆皮与肉之间的不同作用。

现代，用绿豆清热解毒的具体方法多种多样。如用绿豆治农药中毒、铝中毒、烧伤创毒、腮腺肿毒等，均效果优良，有生捣末调服的，有生研绞汁服的、有煎汤服的、有煮烂食服的、有用豆浆调服的、有用蛋清调服的，也有与赤小豆同煮服、与甘草同煎服等。可以说，近现代人服食绿豆是就地取材、灵活应用。临床上，至今也并没有有力的证据证明绿豆皮与肉之间有清暑力与解毒力的不同。

所以大家也不必拘泥于古人的说法和民间的传言，不必一定遵守某种绿豆煮食法。

古人为什么说清汤好？现代人如何妙用绿豆食疗方？详见图书《家庭真验方——悬疑偏方故事》

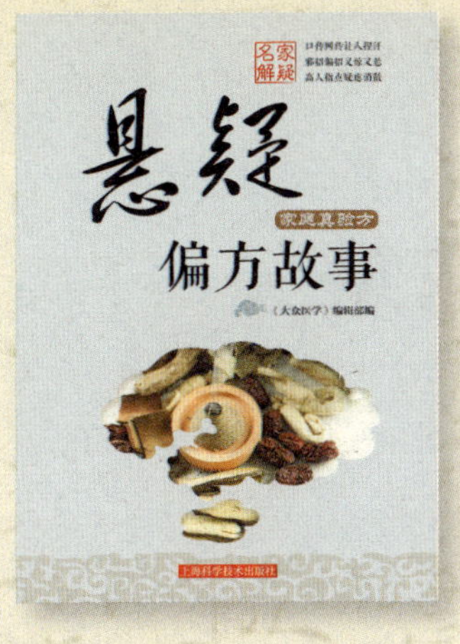

- **“虫草”家族解疑：**叫“虫草”的不全是冬虫夏草
- **真假三七：**喜种“三七”，谁知是伪品
- **新生宝宝第一口：**选黄连水还是黄初乳
- **口腔溃疡卷土又来：**众多验方为何都不管用
- **甘草致毒：**药中“国老”也不能解百毒
- **敛痔散：**居家制作手工秘药的重重阻碍
- **盆景灵芝：**吃不得也种不好
- **治冻疮：**炼就火眼金睛，分清昏招妙招

◎ 悬招疑方 ◎ 大胆尝试 ◎ 高人指点

【悬疑故事】

我患有骨髓增生异常综合征，表现为血小板减少。病友们有的说花生衣能治疗血小板减少，有的说藕能防出血，有的说红枣生血最好，还有的则说一定要吃当归、黄芪。

（桂安平）

我足癣年年发，有水泡、糜烂。现在正用一个治足癣的验方：花椒25粒，研成粉状，与5瓣大蒜一起捣成糊状。把大蒜花椒糊敷在患处，每隔一天敷一次，每次敷药约20分钟，然后洗干净。敷的时候会出黄水，很痛，有火烧一样的感觉。我还听说每天用浓醋泡脚可以治足癣，两个法子一起用会好得快些吧。

（王 刚）

我很想生个男孩，看了很多网上卖的包生男方（怀孕前吃的）、女转男方（怀孕后吃的），但这些秘方都没有成分说明，我一直犹豫不敢试。后来我又听说，从怀孕前2个月开始每天吃一个雄鸡睾丸，吃到孕后2个月，就可以生男孩，我又举棋不定，想试一试。

（王爱玲）

特别提醒：一定要仔细阅读书中专家解疑后选择正确药物、方法再试用！

神奇的车前“拔脓贴”

要看专家评论，不要光看验方故事——车前草消肿敛疮不“拔脓”。达人故事好看、偏方精彩，但是更要紧的应该是我们配发的专家评方，这是《家庭真验方》再三强调的。切记切记！

达人故事

我 13 岁的时候，有一次不小心被贝壳划破了脚，缝了 7 针。后来因为消毒不好，伤口化脓了，整个脚肿了起来。妈妈去屋前路边摘了片车前草叶子，揉软，展开，贴伤口上。大约 6 小时后揭下来，能清楚地看到车前草上有吸出来的脓。车前草叶子贴在伤口上凉凉的，一点也不痛。这样每 6 小时换一次药，三天后脓拔完了，伤口也愈合了。

这个方子是我们那里的偏方，据说对化脓了的疮痈也有效，一般贴 2 次能好。原来车前草在成都路边上很好找，后来不多见了，我们家就自己种了几棵，遇到有化脓伤口、疮痈的就给他们用，效果都不错。

（陈　智）

名家评方

上海中医药大学附属龙华医院中医外科主任医师　程亦勤

车前是多年生草本植物，以种子和全草入药，性味甘寒、无毒，功效清热利尿、祛痰止咳、明目。车前草、车前子功用相仿，车前草还有凉血解毒之效。现代药理研究发现此药有抗菌、利尿、抗氧化、抗炎等作用，主治泌尿系感染结石、肾炎水肿、小便不利、肠炎、细菌性痢疾、急性黄疸型肝炎、支气管炎、急性眼结膜炎等。

此药在《神农本草经》中就有记载，而对其主治用法，在《本草纲目》中已有较详细的记述，其中与局部外用有关的如："金疮血出，用车前叶捣敷之。""喉痹乳蛾，用车前草、凤尾草擂烂，入霜梅肉、煮酒少许，再研绞汁，以鹅翎刷患处。""目赤作痛，车前草自然汁，调朴硝末，卧时涂眼泡上，次日洗去。"

现代临床应用中，取车前叶和草入汤、丸、散剂内服治疗为多。在外治方面，有取叶片直接贴敷和制成车前草软膏外涂治疗褥疮的报道；有取叶捣烂塞鼻和用叶片直接穴位贴敷治疗急性乳腺炎的报道。可见，车前草在外治方面是有清热消肿、收敛疮口的作用，但从古代文献和现代研究和运用中看，此药并不具有"提脓拔毒"之功，也不属于中医外科常用的外敷草药。

这位读者所推荐的车前草外用方，我认为作为一种单方验方是有价值的，适用于肿疡初期和溃疡早期，但命其名为"拔脓贴"不太妥当。车前草无毒，局部外用还是比较安全的，但需要注意过敏的情况，一旦出现贴敷处皮肤起红疹、瘙痒、渗水时要停止应用。使用前建议把叶片清洗干净。

延伸阅读

什么是真正的"拔脓"药

程亦勤

"拔脓"一词可能是民间俗语，中医外科文献和现代临床上一般说"拔毒""提毒""提脓祛腐"。"提""拔"两字为同义字,两字还经常同义字复用，都有主动向上之含义。"拔脓"之义，当与中医外科所说"提脓"相同。但临床上，"提脓"的含义是指运用提脓祛腐的外用药物，使疮口内蓄之脓毒早日排出，腐肉迅速脱落。提脓祛腐的主药是升丹（含汞），属于矿物类药物，有毒性，常用如九一丹、八二丹、九黄丹等。车前草并无此作用，"拔脓"这样的提法可能产生误导。试想，如果"使脓液吸附在了叶片上"就能总结成"拔脓",那么纱布等具有吸附作用的外敷料,岂不也都能称"拔脓布"了？

更多止血、消肿验方，详见图书《家庭真验方——小药方大健康》"跌打损伤"章节

双氧水除口臭

“口臭”原来是《家庭真验方——小药方大功效》的内容，因为版面不够被删除了，应微信平台粉丝要求，这次录入本书。读者们有什么要求，也可以发消息给“家庭真验方”微信平台，我们尽量满足。

中国移动 12:33 40%
订阅号
家庭真验方
口臭真验方，这次不会被删了【新书开工】
12月9日
“口臭”原来是《家庭真验方2-小药方大功效》的内容，因为版面不够被删除了，这里节选一些最简单的方子与微信粉丝分享。
阅读全文

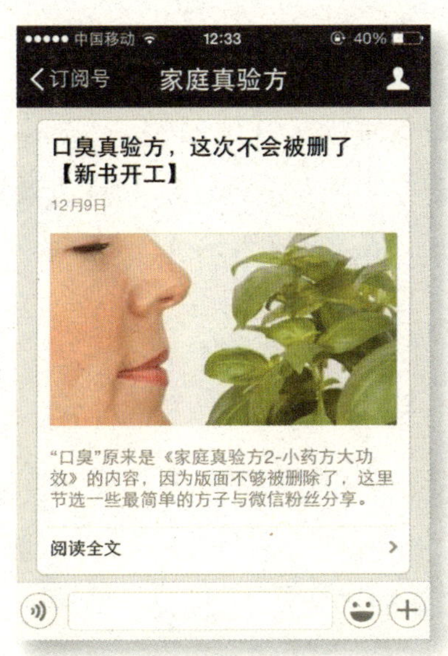

达人故事

由于口臭，我十分苦恼，在众人面前也不敢开口。医生说是患了牙龈炎，需要吃消炎药。可我用过不少抗生素、西瓜霜、华素片含片，但效果均不明显。后来，我偶得一方，即早晚刷牙后，用1.5%的双氧水漱口两遍，接着再用清水漱两遍。两天后，我的口腔清爽多了，臭味不再有，我高兴极了。此法简单易行，且有效果，特向被口臭困扰的朋友们推荐。

（陆建义）

名家评方

上海中医药大学附属龙华医院教授 朱大年

牙龈炎及慢性胃炎最易引起口臭，中医认为是“胃热”所致。牙龈炎多数为感染厌氧菌，少数为球菌及螺旋体引起。要消除牙龈炎引起的口臭，应该内外并治，内服西药如甲硝唑（灭滴灵）、环丙沙星等；若效果不好，可服用清胃热、滋阴的中药，如黄连上清丸、知柏地黄丸等。

用 1.5% ~ 3% 的双氧水外治，是西医传统的治法之一，具有较强的消炎杀菌功效，尤其对消除口内厌氧菌及螺旋体更具疗效。但同时要注意浓度，如果太浓会灼伤口内黏膜。

一般做法是：在刷清牙齿后，用棉花棒将双氧水涂在牙龈上，此时不要急于漱口，过几分钟待双氧水渗入牙龈组织、起到杀菌作用后，再用清水漱口。也可用中药野菊花或一枝黄花煎汤，冷却后清漱口腔。

延伸阅读

三招缓解大部分口臭

上海交通大学医学院附属第九人民医院副主任医师 叶 玮

多项调查显示：非口腔来源的口臭只占口臭患者的 10% 左右，另外 90% 的口臭来源于口腔。

口腔来源的口臭主要是口腔内的细菌腐化分解蛋白质底物的结果。蛋白质底物来自口腔内的唾液、口腔黏膜及食物残屑，其被细菌分解后会产生一些有臭味的挥发性硫化物，这些物质构成了口臭气味的主要成分。除此之外，一些口腔疾病也可引起口臭，例如口腔干燥症患者因唾液流动减缓，口腔丧失部分自洁能力而产生口臭；牙龈炎和牙周炎患者，其口腔卫生条件较差，也容易产生口臭。

基于此，做好以下三点，可以缓解大部分口臭。

1. **刷舌**。对于大部分口臭患者来说，口臭主要源于舌背中、后部。舌背表面及其乳头状结构可容纳相当数量的食物残屑及细菌，为口臭的产生提供了丰富的资源。研究证实，机械性清除舌苔可减少 36% ~ 50%的口臭。因此，轻柔而有效的清洁舌背是口臭治疗中的一项重要步骤。

清洁舌背应使用小巧、耐磨耗的专用刷舌器，具体步骤如下：尽量将舌头伸出口腔，观察食物残屑堆积的位置。将刷舌器尽量往后放，并施加一定压力使刷舌器与舌表面相吻合，找到放置器具的合适位置，尽量防止恶心。由后往前缓慢移动刷舌器，将刷舌器上的残渣用流动水清洗。重复上述步骤直至舌背清洁。清洗并干燥器具以备下次使用。

2. **用漱口水**。除刷舌以外，适当用一些漱口水也能有效减轻口臭。目前临床上最常用的是洗必泰漱口水，实验证实，用较低浓度的洗必泰溶液漱口可明显降低口腔内的细菌量，减少口臭。不过，洗必泰不宜长期使用，连续使用超过两周，会导致牙齿、舌变黑，味觉失调，少数病例还可出现口干、灼痛等症状。

近年来，含有锌离子的漱口水被越来越多地应用于口臭的治疗，其疗效好，且副作用小。

3. **洁齿**。患有牙龈炎和牙周炎的口臭患者，专业系统的牙周病治疗（例如洗牙）有助于改善口腔卫生状况，减少有害细菌的数量，减轻口臭。

嚼橘子皮能不能防口臭？详见图书《家庭真验方——悬疑偏方故事》相关章节

清新口气为什么不能依赖漱口水和口香糖？
快发送消息“口臭”到“家庭真验方”微信平台！

水果汁防老年斑

达人的水果汁能阻断“过氧化”，偏方去色斑，
专家的姜蜜茶对“自由基”更有杀伤力。

达人故事

我六十多岁时手背上就布满了大小不一、形状不规则的黑色斑块，脸上则长出不少浅褐色的痣疣。后来我尝试用水果汁来搽拭手背和面部，取得了良好的效果。

我用的不是瓶装果汁，而是每天例行所吃水果的汁。主要是三种：苹果、香蕉、梨。我用削下的果皮内面搽拭皮肤，或用吃剩的果芯直接擦拭，或用手把果芯挤捏出果汁，再涂在手背和脸上。到晚上睡前下个“妆”——用湿毛巾揩去就行了。

现在我七十八岁了，手背上的黑斑大多数消隐了，脸上痣疣依旧，不过颜色变得浅淡，手背和面部的皮肤柔润而有光泽。好多人问我：“您气色怎么这么好呢？”我也不好意思说是水果皮搽的，请专家来评评理吧。

（胡熙绩）

名家评方

上海中医药大学附属岳阳中西医结合医院皮肤科　李　苏（硕士）　李　斌（教授）

老年斑，医学上称为“老年性色素斑”。是指在老年人皮肤上出现的一种脂褐素斑块，多见于高龄老人，人们又称其为“寿斑”。近期发现，随着人口平均年龄的增长，老年斑在老年人中并没有流行开来，仅27%的老人有此忧患。那么为什么这些老人会长老年斑呢？

进入老年之后，人体内的许多生理活动都开始走下坡路了，新陈代谢日渐缓慢，细胞功能的衰退也在逐年加速。同时，饮食中的不饱和脂肪酸氧化后和蛋白质结合，就会形成棕黑色的“脂褐素”沉积在细胞内。逐渐衰老的组织和

细胞已无法排除这些棕黑色颗粒，它们大量堆积在皮肤内，就形成了老年斑。

另外，老年斑的形成及多寡，受多方面因素的影响。有的与先天遗传因素有关，有的与某种营养因素缺乏有关。还有的与某些物理因素有关，比如紫外线照射，也能促使老年斑出现。中医认为，老年斑的产生与气血运行不畅有一定的关系。

众所周知，水果里富含维生素 E、维生素 C，维生素 E 在体内能阻止不饱和脂肪酸生成脂褐素，维生素 C 可以增强机体清除氧自由基的能力，阻断过氧化脂质沉积于皮肤形成脂褐素。因此，用水果汁外擦治疗老年斑有一定辅助治疗作用，但如有过敏反应，出现皮肤瘙痒、红斑等一定要禁止应用。应用水果汁外擦时也要及时清洗，注意保持清洁。

延伸阅读

去老年斑小偏方

李 苏

1. **姜蜜茶：**取新鲜生姜片少许，用 200 ~ 300 毫升开水浸泡 5 ~ 10 分钟。待水温冷却后，加入 10 ~ 15 毫升蜂蜜搅匀即可饮用。研究表明，生姜里含有的辛辣成分“姜辣素”具有很强的抗氧化效果，可以快速清除自由基，抑制体内过氧化脂质的产生，因而可防止或减少脂褐素的沉积，其抗氧化作用比目前最常用的抗氧化剂——维生素 E 的作用更强。蜂蜜具有补中润燥、缓急解毒的作用，其补益作用可促进人体气血的化生，维持气血的正常运行。研究表明，蜂蜜中也含有大量的抗氧化剂、维生素 C 和黄酮类化合物等，对自由基有很强的“杀伤力”。需要注意的是，加入蜂蜜时，水温不可过高，否则会破坏其中的维生素 C，降低其抗氧化能力。

2. **银耳鹌鹑蛋：**取水发银耳 50 克，煮熟的鹌鹑蛋，加少许黄酒、盐，慢火炖烂后吃，每天一次，坚持一段时间。

3. **杏仁泥：**杏仁适量，去皮捣成泥状，与鸡蛋清调匀，每晚睡前涂抹，晨起用温水洗净。

特别提醒

目前市场还没有化妆品和保健品对老年斑有很好的疗效。所以老年人最好不要随便使用，避免造成皮肤过敏。已出现老年斑的人在日常生活中，应注意少吃辛辣食物及刺激性食物，戒掉不良习惯，如抽烟、喝酒、熬夜等。

更多祛斑妙方，详见图书《家庭真验方——小药方大功效》“色斑”章节

阅读提示：关于作者

Q：这本书里的验方真的是专家自己写的吗？

大众医学：是的。这些方子是《大众医学》历年来众多作者亲笔撰写的，编辑部从中挑选出完整的、有特色的，精心编排后呈现给大家。

Q：这些专家都能找到吗？

大众医学：不一定。《大众医学》创刊60多年，中医验方在20世纪80年代以后才集中出现，早期的验方距今已30年以上。本书中标注单位、职称的作者，一般均能找到本人，但可能有些作者年事已高，不再出诊。对已经离世的作者，以及多方调动失去联系的作者，我们也做了相应标注。

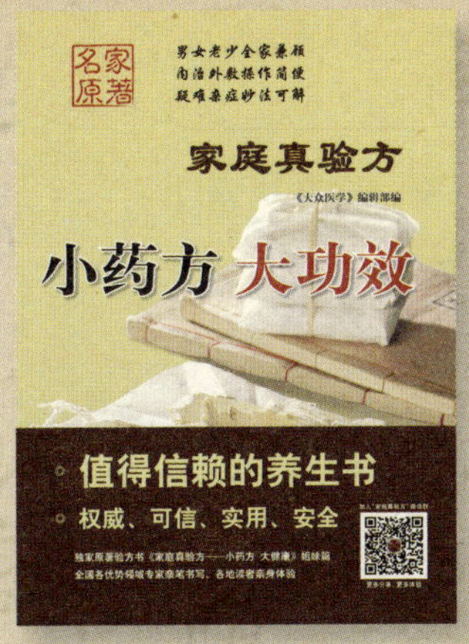

- **花生叶汤：**老中医名方治失眠
- **五行蔬菜汤：**“日本抗癌名方”真相
- **细辛茶：**单方一味治阳痿
- **核桃药豆：**两代中医人心系的少白头方
- **扁鹊三豆饮：**名中医实用清暑去斑方
- **扑汗方：**自制“绿色爽身粉”
- **玉屏风加味香袋：**阻断小儿反复感冒

◎ 老少兼顾　◎ 内治外敷　◎ 家庭必备

【验方故事】

我今年85岁，患有多年失眠。有一次出于好奇，也为了睡觉时气味芳香、心情愉快些，我把晒干后的橘子皮切成丝条，装到一个小枕头里。睡觉时，我把这个小枕头放在平时用的大枕头上，枕在后脑部。一个多月后，我发现自己的睡眠质量有些好转，夜里起来小便后再入睡也快了很多。

（孙玉兰）

我以前每年到了冬天，皮肤干燥，没有油质，全身发痒，痒到哪里抓到哪里，非要抓出血，痛极难忍才罢休。有一次，我突然想起在哪里看到过中药“荆芥”有止痒的药用价值，对不论何种类型荨麻疹及瘙痒症均可起到止痒疗效。

（陈馥芬）

一位女孩来到编辑部，要求帮助查找一则20 世纪80 年代刊登的治疗青少年白发的验方。原来她是上海中医药大学的在读研究生，找验方是导师给她的任务，因为这则验方导师当年用了效果很好，如今做课题时还想参考。这则让两代中医人青睐的验方，就是核桃药豆。

（本刊编辑部）

特别提醒：一定要仔细阅读书中配方、用法和专家点评后再试用！

外洗方治传染性软疣

传染性软疣、寻常疣、扁平疣病因不同，表现各异，但中医治疗原则基本相同，需综合治疗。外治时，把疣体擦破出血更有效。

达人故事

我是郑州国棉五厂职工医院的医生。本地幼儿园、小学中常有传染性软疣流行。传染性软疣是由传染性软疣病毒（属于痘病毒）感染皮肤导致的病毒性皮肤病，本病的传染性虽然相当低，患病后虽只稍有痒感，但家长往往会带着孩子就诊。通常的治疗是针挑挤疣法，也可服中药，但前者较痛，后者味苦，儿童均不易接受。

我从 1980 年起运用验法外洗，治愈了大量患者。

处方：香附 30 克，木贼 30 克，苏叶 15 克，红花 15 克，水煎外洗。

洗涤方法：药煎成后稍待凉（以不烫为宜），用纱布蘸药液轻轻擦洗患处，使疣体被擦出血为止。患儿无疼痛感，不需敷药。一剂药可连洗 2 天，六剂为一疗程。

（葛金凤）

名家评方

上海中医药大学附属曙光医院教授 潘祥龙

中医称传染性软疣为“鼠乳”。其特点是在皮肤上出现蜡样光泽的半球状小丘疹，顶端有凹陷，能挤出乳酪样软疣小体。内服药物去疣效果差，最有效且常用的治疗方法是用针或镊子挑破丘疹，挤出软疣小体。

中药外洗也有不错的疗效。该外洗方是作者的自拟方，所用均是临床常用的药物，无明显的毒副作用，价钱也不贵，在中药店或医院均可处方买到。其中，木贼可疏风散热、止血消肿；苏叶可通皮肤腠理而散邪；红花活血配合香附理气，可活血化瘀。

外洗时，可先用纱布浸湿药液后，湿敷皮损处 10 分钟，然后再用纱布包裹药渣或蘸药液轻轻擦洗患处。要有显著效果，必须每次都将疣体擦破出血。因为这样一来药液容易渗入，且病毒软疣小体能随破损处排出，即可愈。

同时需注意水温，以防烫伤；冬春季注意防寒。

特别提醒

1. 用野菊花、大青叶各 30 克，按上述方法煎水外洗，也有显著效果。
2. 有皮肤继发细菌感染或有慢性肾炎等内脏疾病者，慎用此类外洗方。

作者团队另有绝活儿“划痕疗法治酒渣鼻”，详见图书《家庭真验方——小绝招大健康》；“放血巧治扁平疣”，详见图书《家庭真验方——妙医偏方故事》

我的豆渣缘

这位达人是医生，是响当当的治肾病权威，不过他写的故事不是治肾病的。在这里，他和大家一样是个为疾病所苦、被激发出无穷智慧的普通人。

达人故事

我与豆渣第一次结缘要追溯到三年自然灾害期间，那时我正好在县城上高中，正是长身体的时候，粮食的稀缺经常饿得我头昏眼花。我姨妈家体谅我家困难，有时会在周末送点高粱、玉米来救济。

一缘豆渣

一次周末回家，姨妈又来了，她这次送来的是新品种：从一家豆制品加工厂喂猪的饲料中截留下来的豆渣。姨妈再三对我母亲说：送这种东西过来，实在不好意思。我早已饿慌，对母亲说：快点把豆渣加点糖精烙成饼吃试试。现虽已时隔 50 多年了，但回忆起当时的这道特殊点心，真是又香又松，味道好极了！

在那之后，姨妈断断续续又送来几次豆渣，当然时间总是选择在我周末回家时，因此，那时每个周末便是我最期待的幸福日子。然而，好景不长，姨妈家这条买豆渣线路后来还是中断了，再加上形势逐渐好转，豆渣便离我远去了。

再缘豆渣

再遇豆渣是 1968 年工宣队进校时，我已经是一名在校接受再教育的大学生了。一次工宣队组织吃忆苦思甜饭，拿来了一大盘豆渣饼。为了增加对万恶旧社会的认识，饼中还加入了麸皮等粗粮。

望着一大盘豆渣饼，我不由想起少年时代接触豆渣的美好回忆。于是，豆渣饼分到手后我很快就愉快地吃完了。工宣队老师傅因此表扬我不忘劳动人民本色，对我印象特好，毕业分配时照顾我到工矿医院去工作。

三缘豆渣

第三次接触豆渣时，已是知天命之年，我已是三级医院一名主任医师。也许是我的患者多，经常累得我一坐起不来的关系吧，痔疮竟与我结伴而行。得了此病，除了大便干结、解便困难和疼痛外，更有难以启口之苦：突出的痔核经常把内裤弄得脏兮兮的。老伴埋怨我不注意生活小节，更可恨的是还经常便后出血，有几次喷出的鲜血吓坏了老伴，要送我去医院，还生气地埋怨我：亏你是个医生，一点不注意自己的身体健康。

随着痔疮越发越厉害，我真的有点动摇，想住院了。但一想到这一住院不知要让多少门诊患者扑空，尤其是家住崇明、舟山的患者，于是我又挺住了。我多饮水、多吃蔬菜水果，并每天做提肛训练，可疗效就是不明显。

有一天，我突发奇想：中国的饮食文化博大精深，吃，大有学问，利用食物可保健强身，预防和治疗疾病。豆渣不是比一般的蔬菜水果更含有丰富的纤维素吗，我何不吃点豆渣试试？老伴非常支持，当天就买来了豆浆机，泡了一把黄豆于水中。第二天早上制成的豆浆，我与老伴一人一杯，而豆渣烙成的饼则当然由我独享了。此后，豆浆与豆渣成了我早餐的主食。

一周后，奇妙的事情出现了：清晨只听得肚子咕噜一响，我觉得便意浓浓，一看时间已是6点。急上洗手间，谁知大便竟变得如此顺利轻松，鲜血也不见了。以后只要一到6点，我便有了这个上洗手间的习惯。

我当了一辈子西医，只想到药到病除，却真没想到豆浆加豆渣饼这一简单的食疗竟能让我告别8年的痔疮出血之苦！现在算起来，除了去年一次突发事件外，这样的好日子已整整持续6年了。

突发事件

提起这起突发事件，事故责任应该在我。起因是我有了第三代，老伴要去媳妇那边照顾。临走时，老伴再三叮嘱我不要忘了做豆浆和豆渣饼，那认真程度不亚于我平时嘱咐患者准时服药一样。可我想老毛病已稳定多年，就未执行老伴的“医嘱”。

一周过去后，没想到老问题就又来了。除了大便不通畅、便后滴血外，解便也变得特不准时。我把情况告诉了老伴，老伴第一时间从媳妇那边过来，说处理我这起突发事件也很重要，并要我从中吸取教训。

于是第二天，我家的豆浆机又响了起来，临时中断了二周多的豆浆和豆渣饼重新登上了我的餐桌。说来也真神奇：第三天清晨，我肚子咕噜一响，老习惯终于恢复了。一看墙上挂钟正好是6点整，我不得不惊叹人体生物钟的奇妙。

看来此生我与豆渣已结下了不解之缘！

（上海交通大学医学院附属新华医院肾内科主任医师　朱汉威）

我为偏瘫母亲止痛

偏方好，传统医学康复疗法妙，但更值得称道的是女儿的一片孝心。

达人故事

我母亲73岁，患脑血管疾病造成偏瘫。主要症状为：半身不遂，手脚及小腿水肿，左半身腰部、腋窝及大腿根部疼痛。疼痛的规律性很强，一般从凌晨2点起持续到早上7点左右。虽然母亲一直坚持药物治疗，但效果并不太明显。

我看在眼里急在心里，心想，单一的西医治疗方法恐怕不足以让母亲迅速康复，看来得想办法采取多种治疗措施相结合。于是，我请教了一些中医师，并查阅了有关资料，在让母亲坚持服用原有药物的基础上，根据中医学"通则不痛"的原则，为母亲制定了按摩为主的康复方案。

我每天坚持帮母亲按摩3次（如时间允许，多按摩几次则更好），时间分别是早晨、中午和晚上临睡前。按摩的顺序是：先从腋窝疼痛处开始，然后依次从风池穴沿背脊一直到尾骨，再从大腿根部疼痛处顺大腿，小腿至脚趾。疼痛处采用揉和指压，背脊处由上到下沿骨节掐，并由轻到重拍打。前胸的按摩是这样的：首先右手捂住心窝，正转9次，倒转9次，共做9次；然后左手捂住脐眼，按正转9次，倒转9次的方法，也是9次。

不到3个月的时间，母亲的肢体疼痛基本消失了，同时还可以扶着人或墙壁走动几步。看来，我制定的护理方法还真管用，坚持下去，或许母亲能康复得更好！

（徐月兰）

名家评方

上海中医药大学附属岳阳中西医结合医院主任医师　张　宏

偏瘫患者经常在病后 1 ～ 3 个月内发生偏身肢体水肿、疼痛，尤其以肩部疼痛、手浮肿和疼痛为多见，临床称为肩手综合征，其发生率约占偏瘫患者的 12.5%，其主要是中风后颈交感神经受到刺激所致。

肩手综合征的特征是患侧肩痛，运动受限；患侧手痛，手浮肿，皮温上升。虽然部分患者可逐渐消肿，但若不及时治疗或消肿时间过长，消肿后可能会导致手部肌肉萎缩，手及手指挛缩畸形。

该读者应用中国传统康复疗法——推拿手法为母亲改善了偏身肿痛的症状，值得称颂。推拿手法具有行气活血、舒筋通络、理气止痛的功效，该读者从风池穴沿背脊一直到尾骨揉、掐、拍打（包括了督脉、夹脊穴、膀胱经），既振奋了人体的阳气，又促进了机体水液的排出；对于上肢、下肢疼痛浮肿部位的揉、压，促进了肿胀肢体的血液循环；对于心窝、脐眼的操作，则提高了脾胃的功能，起到健脾利湿的功效。

当然，该读者的操作手法如果进一步改进，疗效还能有很大的提高。首先，操作顺序可改为从四肢的末端向躯干方向操作，即脚趾—小腿—大腿、手指—前臂—上臂—肩。其次，可加强关节的被动活动，如肩、肘、腕、手指、髋、膝、踝、足趾关节的各个方向的被动活动，但要注意不能引起患者的疼痛。

中风伴有肢体运动及感觉功能障碍的患者均可以借鉴上述方法。运用中不仅要注意推拿手法，更重要的是鼓励患者做患肢的主动运动，因为肌肉的运动可起到协同作用，促进静脉的回流，有助于消除水肿，同时对缓解疼痛也有一定的作用。每天可治疗 1 ～ 2 次，每次 30 ～ 40 分钟。

家属同时要牢记，对这类患者的治疗应该是全方位的，尤其是得病后的最初 3 个月，恢复的时机是最好的。不仅要注意缓解其肢体疼痛肿胀的症状，还要训练其坐位平衡、站立平衡、站起坐下、重心转移等各种能力，这样将来才能恢复理想的生活自理能力。

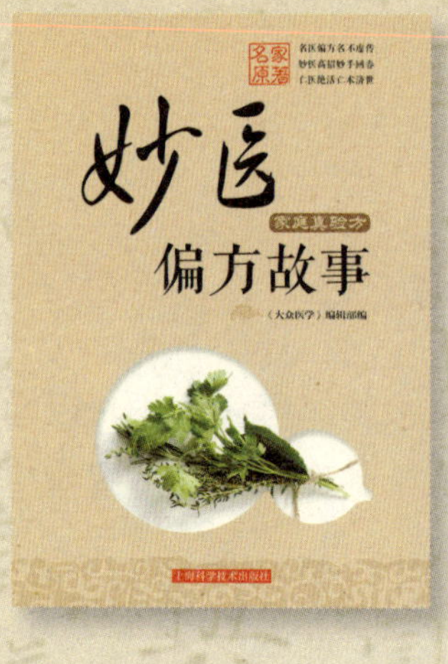

- **史上最简止鼾器：**小小牛奶纸盒做的
- **仙草取鱼刺：**威灵仙大显神通
- **高血压舒心贴：**安全享受无副作用
- **鬼针草滴眼液：**专克干眼症、视疲劳
- **小小芪枣汤：**呼吸科名医一生所爱
- **普洱茶方：**速效缓解偏头痛
- **金菊开音利咽茶：**咽喉不适者的常备良茶

◎ 取材简便　◎ 医者亲试　◎ 效果显著

【妙医故事】

蛋黄可炼膏。将鸡蛋煮熟，去掉壳和蛋白，将蛋黄放于铁锅内搅碎，用文火边炒边挤压。待蛋黄熬成黑色时，即可见油溢出（每个蛋黄可炼油 4~5 毫升），将油倒入已消毒的容器内，冷却后即可使用。治疗冻疮、急慢性湿疹效果称奇，是一款经典有效的妙方。

（南通市中医院中医外科主任医师　吴震西）

白糖可治创伤或感染性疮面，这种方法自古以来就有。笔者从事中医外科临床工作 20 余年，对于一些愈合期疮面，喜欢使用颗粒更细的葡萄糖粉，廉价实用。目前更多的医护人员喜欢用制备好的高渗葡萄糖液，且往往和其他外用药配合使用，收到更好的效果。

（上海中医药大学附属龙华医院中医外科主任医师　程亦勤）

我在自家阳台上种了好多垂盆草，会不定期地采摘下来，在上专家门诊的时候送给那些家庭经济条件困难的肝病患者。垂盆草有降酶保肝作用，他们带回去栽在菜地里，药食两用，既提高疗效又减少药费。

（江苏省中医院感染科主任医师　陈四清）

特别提醒：本书有些妙方尚未普及，如欲尝试，应听从当地有经验中医师的指导！

真空法治毒虫叮咬

这位达人发明的偏方实在另类，不过他后来不断改进，把独门秘笈改良成家庭普及版了，连点评专家也说赞呢！

达人故事

小时候，我住在上海浦东。当时浦东属乡下，黄蜂较多。第一次被黄蜂蜇后，伤处肿得像乒乓球那样大，很痛。医生用醋酸液洗后冷敷后好一些，但还很痛，彻夜难眠。

高校毕业后，我被分配在西安电瓷厂工作。厂子地方很大，也有很多黄蜂，比上海的还大。一天，我不巧又被黄蜂蜇了，又肿起乒乓球那样大的包，剧痛。当时想起在《大众医学》上看到过：被蛇咬后要用嘴吮吸排毒……受此启发，我想到正好电瓷厂有很多真空炼泥机开着，不知用它的真空泵吸会怎样？

想到就做。我用机器吸了一不到 1 分钟，伤口处吸出了一点点血。大约 10 分钟后，肿就消退了，也不痛了。我怕伤口感染，又涂了些碘酒，就好了。后来，又有同事被黄蜂蜇了，我就用镊子拔去刺后，用真空泵吸口吸了一下，也是几分钟就消肿，不痛了。

退休后，我在四川发挥余热。一次在山上看矿，有位同事被黄蜂蜇了。附近没有真空泵，我找了一个较大的玻璃瓶，瓶口用石头磨了几下，以防割伤皮肤。然后，瓶口朝下，把气体打火机点燃后在里面烧了几秒钟，趁热立刻覆在伤口上。这“抽真空”排毒效果也不差，很快消肿、不痛了。我用这土办法治疗过小孩的毒虫（可能是蚊子，也可能跳蚤、臭虫）咬伤，同样能很快消肿止痛。

后来，我在医药商店买到一种“真空拔罐器”，是用手捏后拉动活塞抽真空的装置。我对这 4 种方法进行过测试，自认效果排名：第一是真空炼泥机、第二是抽吸式真空拔罐器、第三是用嘴吸、第四是用火烧的玻璃拔火罐。

有了真空拔罐器，遇到有带小红点、痒痛难忍的肿块，不管是蚊子、臭虫、跳蚤还是毛毛虫所害，我就用它真空排毒，屡屡成功。有一次，有位朋友被蜈蚣咬了，也被我用真空拔罐器治好了。

特别经验

用嘴吮吸排毒有一定危险，建议不要直接在伤口上吮吸，而改用较长的管子。把管子下端贴患处，在上端用嘴吸。因重力原因，毒液不容易进到嘴里。一时找不到管子，用塑料瓶在底部戳个洞也可以用。

（宋吉成）

名家评方

上海市针灸经络研究所主任医师　施　茵

这位读者的“拔罐治毒虫叮咬”经验，简便易行，具有一定的可行性。

拔罐法具有通经活络、行气活血、消肿止痛、祛风散寒等功效，其适应范围较为广泛，如风湿痹痛、各种神经麻痹，以及一些急慢性疼痛，如腹痛、腰背痛等均可应用，还可用于感冒、咳嗽、消化不良等病症。此外，丹毒、红丝疔、毒蛇咬伤、疮疡初起未溃等，亦可用拔罐法。这位读者所述的毒虫叮咬正属拔罐法的治疗范围之列。

拔罐治疗毒虫叮咬时，通过排气造成罐内负压，使罐缘得以紧紧附着于皮肤表面，牵拉了神经、肌肉、血管以及皮下的腺体，可引起一系列神经内分泌反应。通过调节血管舒缩功能和血管的通透性，从而改善局部血液循环。拔罐的负压作用不仅能使局部迅速充血、淤血，甚至可使毛细血管破裂，红细胞破坏，发生溶血现象。红细胞中血红蛋白的释放对机体是一种良性刺激，可通过神经系统对组织器官的功能进行双向调节，同时促进白细胞的吞噬作用，提高皮肤对外界变化的敏感性及耐受力，从而增强机体的免疫力。此外，负压的强大吸拔力可使汗毛孔充分张开，汗腺和皮脂腺的功能受到刺激而加强，皮肤表层衰老细胞脱落，从而使体内的毒素、废物得以加速排出。

拔火罐局部的温热作用，还能使血管扩张和血流量增加，并可增强血管壁的通透性和细胞的吞噬能力。拔罐处血管紧张度及通透性的改变，以及淋巴循环加速，吞噬作用加强，对感染性病灶，无疑形成了一个抗生物性病因的良好环境。另外，溶血现象的慢性刺激对人体也可起到保健功能。

当然，拔罐疗法也有要注意的地方，如皮肤有过敏、溃疡、水肿者，以及大血管分布部位，不宜拔罐。高热抽搐者，以及孕妇的腹部、腰骶部，亦不宜拔罐。毒虫咬伤时间不长者，可使用本法，但如合并发热、溃烂等则不宜使用。

另外，拔罐治毒虫叮咬时要选择适当的部位。若部位不当，如大血管浅在区、心尖部、面部、乳头及皮肤细嫩的部位，以及骨骼凸凹不平、毛发较多的部位，均不可用。拔罐时动作需稳、准、快，于毒虫叮咬局部，选取大小适宜的罐，进行拔罐，以吸拔脓液。这样才能使罐拔紧，吸附有力。

用火罐时应注意勿灼伤或烫伤皮肤。若烫伤或留罐时间太长而皮肤起水泡时，小的不必用药，仅敷以消毒纱布，防止擦破即可。水泡较大时，需用消毒针将水泡刺破，放出水液，涂以龙胆紫或碘伏药水，或用消毒纱布包敷，以防感染。如出现晕罐，应使患者平卧，取头低脚高位，同时针刺人中、合谷。必要时采用西医急救措施。

最后还必须注意到，此方法治疗一般的毒虫咬伤方便可行，但如果遇到蜈蚣、蝎子、毒蛇等毒力甚强的虫蛇咬伤时，恐难以完全胜任。虽然这位读者自述有成功“治愈蜈蚣叮咬”的经验，但我们的建议是：在类似情况下，可先用本法将毒液吸出，然后立即就医。因为如果毒液没有被完全吸出，或者由于拔罐操作技巧失当、咬伤后处理时间较长、咬伤部位临近重要脏器等，可能引发严重后果。

更多蛇、虫咬伤防治验方，详见图书《家庭真验方——小绝招大健康》“热毒疮疡”章节

“夏日伴侣”海带双荷茶

有些人夏季会疰夏，尤其是老人、小儿、产妇及体质虚弱者。主要表现为发热，有时体温高达 38℃以上，伴口渴、心烦、皮肤干燥灼热等。这款“夏日伴侣”堪比凉茶，让人炎夏透心凉。

达人故事

我这个人最怕热，每年到了夏天，经常感到唇干舌燥、心烦意乱。有一次，我到一位朋友家里去玩，闲谈中说起了我的情况。朋友出身于中医世家，略通岐黄之术，他听了便建议我试试“海带双荷茶”。我按照他的指点，回去精心调配饮用后，顿觉心旷神怡、全身凉爽、余味不绝。

其实，这道“茶”并不是真正的茶，而是由三味很常见的中草药，即海带、荷叶和荷梗组成的混合物。

配方：海带、荷叶和荷梗各 300 克。

做法：上药用水洗干净后浸泡至软，切成丝状，用开水灼烫 4 分钟，捞出沥干水分，再用小火烘干。在烘干过程中，要不停地翻动，以使水分均匀减少。烘干以后，用粉碎机将它们粉碎成末状，即成海带双荷茶粉，保存备用。

用法：取 20 克茶粉放入杯中，用开水冲泡，加入适量的白糖即可。

于是，海带双荷茶成了我的“夏日伴侣”，每当我因炎热而烦躁之时，只要畅饮一杯，烦躁便即刻烟消云散。

（梁东科）

名家评方

上海中医药大学附属龙华医院主任医师、教授 朱大年

在炎热的夏季，暑气十分逼人。人们常因气温上升、出汗较多，引起心烦口渴，及时补充一些水分，的确很有必要。但是，光喝开水或饮料，虽然能够解渴，却无法消除心烦、头胀、胸闷等症状。中医养生之道，一贯重视自然界的季节变化给人体健康带来的影响，认为春温、夏热、秋燥、冬寒，都必须采取相应的预防措施，以确保健康。

梁东科先生介绍的这张药茶方，组成合理，具有良好的清热解暑功效。在夏天饮用，对消除疲劳，恢复体力，非常有益。此方中，荷叶、荷梗性平味苦涩，具有清热化湿、行气利水、凉血止血的功效，常用于夏季感冒、泄泻、浮肿、出血等。不过，人们用得最多的，还是取其清暑消渴功效，在夏天用来配制饮料和药茶。用它们泡茶，还有一个好处，就是气味清香沁人，饮后有一种心旷神怡的感觉。海带性寒味咸，有软坚散结、行水镇咳的功效，常用于治疗甲状腺肿大、慢性支气管炎、高血脂、高血压等。但是，海带中富碘、钾、钙、铁、胡萝卜素等，可补充人体因出汗而损失的电解质和维生素。在双荷茶中加入海带，可以说是梁先生那位朋友的一种创新，值得向广大读者推荐、使用。

海带双荷茶有清暑解热作用，任何人都可以服用，没有什么禁忌之处。现代药理学已经证实，荷叶浸剂能直接扩张血管，有一定的降血压作用；海带中的海带淀粉可降血脂，藻氨酸可镇咳、止血、降压，所含高碘又可提高甲状腺功能。因此，对于患有甲状腺功能不足、慢性支气管炎、高血压、高脂血症等患者来说，夏季饮用海带双荷茶，更为适宜。

改进制法

此海带双荷茶还可作些适当的改进：一是药物烘干后，以仍保留细丝状为好，因为研成细粉，冲入开水后，易导致茶水混浊难饮。二是可加入少许西洋参片同用，因为夏季出汗多，气常随汗而泄，而西洋参补气养阴，能加快体力恢复。

小苏打治脚臭

治“臭脚”，一时容易一世难。关键是：内外同治、阻止复发，而且治臭脚要先治脾胃！

达人故事

一个人脚臭的话，真是痛苦不堪。我有一简单方法：换双新鞋和新袜子，往鞋里均匀地放一些小苏打，穿上一小时，脚就不臭了。连续放7天最有效。刚开始时，脚会有些痒，慢慢地就干爽舒服了。因为臭脚一般都是汗脚，所以晚上最好是把鞋垫烘干，早上再放小苏打。超市都有卖小苏打，注意不要买用甜味的。

（滕衍强）

名家评方

上海中医药大学附属岳阳中西医结合医院皮肤科　李　苏　李　斌（教授）

“脚臭”常与“多汗症”伴发。由于小汗腺分泌旺盛，汗腺分泌物在细菌、真菌的分解下产生秽臭。出汗会促使细菌、真菌更容易繁殖，汗液里还含有乳酸及尿素，多种成分混杂在一起难免会发出令人尴尬的臭味。

弱碱改变微环境

滕先生所提供的偏方，用小苏打治疗脚臭，从医学角度来看有一定道理。为什么这么说呢？我们来具体分析一下上述脚臭的“祸首”。

1. **真菌**：它大名叫白癣菌，是引起脚臭的罪魁祸首。白癣菌分解皮肤代谢物后，使脚产生难闻的恶臭。

2. **乳酸**：它直接来自汗液，特征为酸味，类似于酸奶的味道。

3. **尿素**：它也来自汗液，表现为冲鼻子的氨水味。

这样就理解了：小苏打的主要成分是碳酸氢钠，为弱碱性物质，可以中和汗液中的乳酸，所以可减轻乳酸引起的脚臭。此外，小苏打改变了局部的环境酸碱度，不利于真菌的生长，因此也可缓解脚臭。但需注意的是，一定要选用可食用型小苏打，而非工业用小苏打，以保证安全。

这种方法只适用于较轻微的脚臭，如果同时伴有水疱型或者糜烂型的脚癣时，还是应该去正规医院就诊，防止继发感染甚至发生小腿丹毒。

调理脾胃是根基

从中医角度来看，汗脚多是由于脾胃功能失调、体内湿气重，加之脾的运化功能减弱，导致水湿滞运、水气下行而形成的。因此治脚臭要先健脾，调理脾胃要内外结合，就是说内服和外用相结合才能奏效。少喝酒，少吃油腻、辛辣、甜凉的饮食，饮食清淡，多吃豆制品和水果，多喝水，多运动，都可以健脾。煮粥时，放入大枣、山药、莲子，可以很好地调理脾胃。

外用的话，可取艾叶 10 克、葛根 30 克、王不留行 30 克、透骨草 30 克，熬成药汤，再加入明矾 10 克，等药汤冷却后泡脚。一般 6 天为一疗程，两个疗程见效。那些天生脾胃虚的人，调理时间需要更长些；比较重的汗臭脚，最好请医生配制专门的中药内服、外用。

阻止复发是关键

治疗脚臭的方法还有很多，坚持几天都能见效。可常常治好后不久，脚又变臭了。这是因为细菌、真菌无处不在，很多时候它们只是处于休眠状态，一旦时机合适便会苏醒，重新诱发脚臭。

所以，祛除脚臭的关键还在于尽可能地让脚臭不复发。要注意以下几点。

1. **远离传染源。**尽量不要用以前的鞋、袜子、鞋垫，一定要用的话必须经过消毒处理。

2. **保持脚部清洁，天天洗脚、换袜。**洗脚时，把脚底和趾缝的死皮搓干净，在洗脚水中加入适量杀菌剂（如醋、高锰酸钾等）。

3. **穿天然纤维袜子。**棉、大豆纤维、竹纤维、麻的，含量 80% 左右的，袜子越厚，效果越好。鞋垫，也尽量选择皮、麻、棉等天然制品，透气性好，不容易孳生真菌。

椅背操治肩周炎

本绝招来自一位读者的亲身经历，专家把它改良了一下，就更绝、更方便啦——按摩对肩周炎急性期肯定有效。

达人故事

20 世纪 60 年代中期，我独自在远离家乡的胶东半岛从事社会卫生工作。风里来雨里去，不知从何时起患上了肩周炎。在夏季气候潮湿或气压变化时，肩部酸麻胀痛难以忍受；冬季来临时，即使在暖和的屋内，也时感冷风透过棉衣直达肩胛骨。唉！当时才三十多岁，就得了“五十肩”。

1971 年我到村里驻点，住在一个五保户老大爷家，他知道我肩痛，叫我睡在他家的热炕头上。我睡了几天，感到肩部舒适，心想“寒者热之”还真有道理，寒凝的肌肤经络如果加以按摩一定有效！于是，我每天晚上开始自我按摩肩部周围的穴位和痛点，当我按到天宗和秉风这 2 个穴位的时候，感到特别疼痛，甚至痛得额头出汗，但我坚持每次按摩 20 分钟以上，按摩后即感到肩部特别轻松。这样坚持了半月有余，肩部的酸麻胀痛感明显减轻，局部已无明显的冷感。

在此后的半年里，我又断断续续地按摩了一段时间，肩部再也没有痛冷的感觉了。至今已三十余年了，我的肩周炎再也没有复发。

（商洪钧）

名家评方

上海中医药大学附属岳阳中西医结合医院推拿科主任、主任医师　沈国权

自我按摩对肩周炎急性期有肯定的疗效，这位读者在自己身上摸索到天宗和秉风这 2 个穴位对肩周炎的治疗作用，与临床取穴不谋而合，值得推荐。不过，天宗穴自我按摩不是很方便，可改为将肩胛骨下部倚靠在椅子靠背角上进行身体转动。

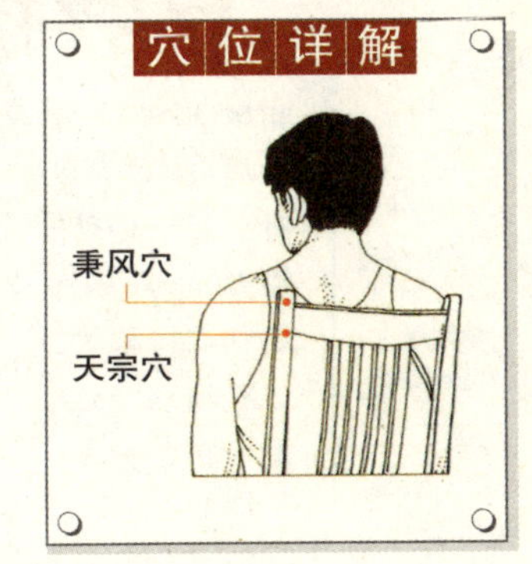

更多肩周炎防治验方，详见图书《家庭真验方——小绝招大健康》“肩周炎”章节、《家庭真验方——小药方大健康》“颈肩腰腿痛”章节

阅读提示：关于材料

Q：这本书里的材料都能买到吗？

大众医学：是的。我们在选取方子时考虑的很重要一点，就是原材料获得的便捷性。本书中绝大部分药材均为通用的常见中药，个别属于地域性的药材或食材，我们已标注说明。

Q：去药店买这些中药需要处方吗？

大众医学：不需要。除有毒中药外，目前在中药店购买中药饮片时，都不需要医院处方。我们在编写本书时已剔除了含有毒中药的验方，所涉及药材安全可靠。如果您想购买，可直接告诉药店店员您所需要的品种、剂量。为避免口误和记忆差错，建议抄写在纸上并仔细核对无误后，再请店员抓药。

自我按摩预防前列腺炎

局部按摩是前列腺炎自我保健的主要内容，此外，理疗、针灸、中药灌肠、敷脐、磁片贴穴等，都可以与医生讨论后根据情况选择。

达人故事

我七十岁了，一直有收集报纸上有用资料的习惯，这个方子是我在20世纪90年代初的一份报纸上剪下收藏的。十多年前，我出现了尿急、尿不尽等前列腺炎的前期症状，就按此按摩方法自治，至今已经坚持十年，效果很好。特别是在刚开始有症状（如尿急、不易排、排不尽等）时，只要坚持10～30天，就可很好地缓解症状。长期坚持，能预防前列腺炎复发。

方法：

1．用手指（四指）将睾丸托起上下活动50～100次。

2．按摩会阴穴（用二指）50～100次。

3．用四指在阴茎根部按摩50～100次。

4．用掌心在肚脐眼周围先顺时针后逆时针各按摩50～100次。

注：开始时按摩次数一定要达到100次，以后随症状减轻可减少按摩的次数。

（网友 zhxj7777777）

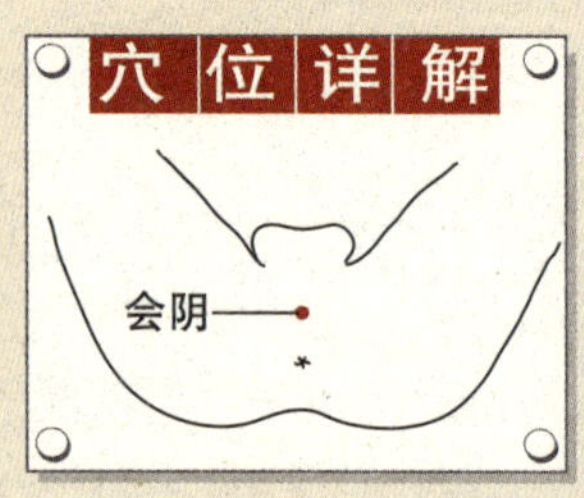

名家评方

上海中医药大学附属曙光医院中医外科主任医师 薛慈民

局部按摩治疗和预防慢性前列腺炎，是一种简便有效的辅助方法，只要操作正确，长期坚持可以收到一定的效果。该读者介绍的此按摩方，通过按摩相关的穴位，达到疏通经络，调畅气血，改善前列腺组织的生理功能，而起到了一定的症状缓解作用。由于方法操作简便，较易掌握，安全性较好，值得同病患者参考。

由于慢性前列腺炎的病因复杂，病程绵长，临床治疗效果不满意，常常是患者到处求医，想尽办法，结果还是难以治愈。其实慢性前列腺炎是一种以生理功能紊乱为主的临床综合征群，并不存在器质性损害。因此完全没有必要反复、长期的用药物治疗，尤其是不该长期使用抗生素，否则不仅疾病未控制，反而可能引起人体免疫功能下降而诱发其他疾病的发生。

根据我的临床诊疗经验，治疗慢性前列腺炎应采用综合性的措施，包括辨病和辨证结合，内服和外用各种中西药物，局部治疗包括理疗、针灸、前列腺按摩、中药灌肠、敷脐、磁片贴穴等，以缓解患者的主要症状。具体采用哪几种治疗方法，每位患者应该与医生讨论后根据自己的情况，有针对性地选择。

同时，患者必须积极配合，进行必要的辅助治疗，包括自我保健。其中，自我保健的主要内容就是局部按摩。上述方法中的第 2 条“按摩会阴穴”，可以改进为用湿热毛巾敷压会阴、肛门部，边敷边按压，每次 3 ~ 5 分钟，然后做提肛收腹动作 10 ~ 20 次，如此效果更好。

此外，患者还应保持良好稳定的情绪，注意饮食宜忌，少吃辛辣刺激的食物，不要长时间骑车或久坐不动，尽量按人体生物钟规律作息生活。同时，坚持锻炼身体，提高身体素质和免疫力，才能尽快地治愈慢性前列腺炎这一顽疾。

更多前列腺炎保健验方，详见图书《家庭真验方——小药方大功效》“慢性前列腺炎”章节

热水浴、甩胳膊治肩周炎

肩周炎应采用综合疗法并长期坚持，不能指望一招治愈。所以我们也综合了两位达人的偏方，请专家综合点评。

达人故事

我曾患肩周炎，一次偶然发觉淋浴时用喷头对准疼痛的肩部喷热水十分舒服，于是每天洗澡时就对准疼痛的肩部喷射三五分钟。那久痛不愈的肩周炎就这样离我而去了。

（谷彦平）

多年前，我患了肩周炎，疼痛一天天加重。不久，连穿脱衣服都感困难。经朋友介绍，我每天早晨起来“甩胳膊”。开始时感觉十分酸痛，我就尽量慢悠悠地甩，然后逐步加大活动量。病情好转后，我又做以下练习：以肩关节为轴心，胳膊伸直，贴着身子，正甩 30 多圈倒甩 30 多圈。半年下来，肩周炎果真好了，至今 6 年未复发。

（赵元甫）

名家点评

上海中医药大学附属龙华医院教授 朱大年

肩周炎（肩关节周围炎）又称漏肩风、冻肩，是由于肩关节周围软组织，包括关节囊、肌腱、韧带广泛发生炎性反应或退行性改变所致。在治疗时，必须采用多种疗法方能奏效。热敷疗法是常用疗法之一，优点为清洁、简便、起效快，用后即可感到疼痛减轻。家庭内的局部热疗可用热水喷淋，也可应用热水袋、热毛巾湿敷等，但不要间断，需持之以恒，直到痊愈。局部热疗可使肩部毛细血管扩张，血循环加速，局部肌肉松弛，起到减轻疼痛的作用。还可采用盐 500 克、葱白 500 克炒热，布包外敷。治疗肩周炎，结合练功很重要，如多方向旋转肩关节，用手（患侧）爬墙、摸耳朵、搭肩等，循序渐进，日久必能收效。

针刺耳尖治麦粒肿

麦粒肿就是人们俗称的“针眼”，一般人可能会用热敷、滴眼药水等方法处理，还有的“坐以待毙”，等它自然痊愈。这里有一群达人用针戳，艺高人胆大，不过还欠火候啊！

达人故事

一位网友的5岁小孩得了麦粒肿后上网寻求解决方法，得到另一位网友贡献的“针刺耳朵法”，于是乎，各路网友热议如何针刺耳朵治麦粒肿的种种细节。

Babies：

5岁小孩眼睛肿了，医生说是麦粒肿，但是又看不见颗粒，怎么处理？

森林奇境：

我曾经得到过一个治疗麦粒肿的方，就是在相对侧的耳轮最高点用针刺破，挤一点血出来即可。我自己用了，很灵。

泡椒牛肉：

耳轮最高指哪里啊？耳朵最上面？

flypig：

把耳朵对折下，耳尖尖那个地方。

森林奇境：

左眼刺右耳，右眼刺左耳。

babies：

用三棱针放血么？

森林奇境：

无所谓，只要能把耳尖刺破，挤出来一点血就可以。

Babies：

我来汇报，缝针太细了，刚碰到就躲开了，刺不出来。左耳顶放了一滴血，没看到什么效果，还是热敷加眼药水。

森林奇境：

只放一滴血，太有才了。可以多一点的，比如5滴怎么样？一滴和不放在我来想是差不多的。

Babies：

只能挤出一滴啊，耳朵那边本来血管也少，娃也不让搞……

名家评方

河南中医学院 高希言（教授） 王 鑫

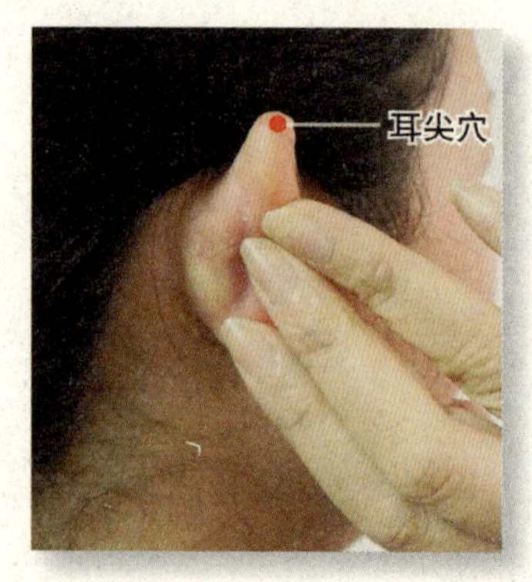

耳尖穴是耳穴中使用频率最高的有效穴位之一，位于耳轮的顶端。《针灸大成》记载穴位“在耳尖上，卷耳取之，尖上是穴”。让患者正坐位或侧伏位，折耳向前，于耳郭上端取穴；或将耳轮向耳屏对折时，耳郭上的顶端处。耳尖穴是经外奇穴，有退热消炎、祛风清热、清脑明目、镇痛降压的作用。放血，古代也称为“刺络”，可以开窍泄热、活血消肿。

麦粒肿为什么叫“偷针”

《证治准绳·七窍门》云：“……世传眼眦初生小包，视其背上即细红点如疮，以针刺破，眼时即瘥，名偷针。实解太阳经结热也。”

麦粒肿又称针眼、偷针，是以睑缘局部红肿、硬结、疼痛，形如麦粒为特征的病证。中医学认为多内有脾胃积热，加之外感风热，循经而上，攻于胞睑，蓄积成脓。治宜疏风清热解毒。《灵枢·经脉》记载足太阳膀胱经起于目，其支脉到达耳上角。所以在耳尖端放血，能够疏散目部的郁热病邪，从而治疗麦粒肿。

耳尖放血，通过刺破血络，泻血祛瘀，开导疏通足太阳经经气，使气血得行，肿胀自消，从而治疗麦粒肿。临床上的操作方法：将患眼同侧或对侧的耳尖穴常规消毒，用三棱针或注射针头浅刺耳尖穴，放血 2 ~ 5 滴，每日 1 次， 2 ~ 3 天即可。

耳尖穴点刺放血，操作简便，安全可靠，见效迅速，无不良反应，特别适用于广大农村和基层医疗单位。放血时必须特别注意严格消毒和无菌操作，最好使用一次性采血针，以防血源性传染病。

延伸阅读

耳尖放血另有用武之地

高希言　王　鑫

耳尖放血可清热泻火、镇肝潜阳、清脑明目，特别是泄胸膈以上之火。

除了麦粒肿外，耳尖放血还有很多适应证，比如可以治疗头痛、高血压、结膜炎、腮腺炎、失眠等，辨证属肝阳上亢、实热的病症。中医认为“火性炎上”，故上火症状多表现在咽喉以上部位，选择耳尖部位放血是比较合理的。

另外，肝主情志，肝的疏泄功能失常，会出现肝气郁结，郁结日久会化热，出现的肝火上炎，也可采取耳尖放血。肝火上炎一般以肝胆经循行部位的头、目、耳、胁的实火炽盛为特征，表现为头晕头胀、面红目赤、口苦口干、急躁易怒，胸胁胀痛等。

耳尖放血居家操作注意点

1. 操作者的手指和患者的治疗部位要严格消毒，防止感染。

2. 治疗时患者取仰靠坐位，防止发生晕针。

3. 挤压时不能局限于耳尖局部，应从较远的范围向耳尖方向进行轻微的挤按，此举可减轻或消除疼痛等不良反应的发生。

4. 孕妇及哺乳期妇女、合并肝肾和造血系统严重原发疾病者、精神病患者、身体特别虚弱及有出血倾向者不能用此法治疗。

临床上，在患者耳郭小而薄、血液循环不佳、出血量不足的情况下，为了达到一定的放血量，医生对耳尖部位进行挤压，有时会导致放血部位小血肿。如果出现这种情况，应立即用消毒干棉球按压血肿部位 1 分钟，防止血肿变大。一般血肿会在 2 天后消失。

白术糖治小儿夜磨牙

小儿夜晚磨牙，有人推荐用驱虫药，因为磨牙源于肚子里有蛔虫；有人推荐白术糖验方，因民谚“小儿磨牙，白术可拿”。白术果真如此灵验吗？

达人故事

我儿子2岁，晚上睡觉经常磨牙，有时“咯吱咯吱”声音十分响亮。婆婆说小孩子磨牙是因为肚子里有蛔虫，要吃驱虫药。可我很注意饮食卫生，孩子也从不叫肚子痛，活泼健壮，不像肚子里有虫的样子啊？我在网上查到白术糖可以治小儿磨牙，我按网上的做法做了两次让儿子吃，儿子真的不磨牙了。

具体方法是：取生白术30～60克、绵白糖50～100克。先将生白术晒干后，研为细粉，过筛；再把白术粉同绵白糖和匀，加水适量，调拌成糊状，放入碗内，隔水蒸或置饭锅上蒸熟即可。每日服10～15克，分作2～3次，温热时嚼服，连服7～10天。

（晓　敏）

名家评方

中华中医药学会学术顾问、中医主任医师、教授　温长路

小儿发生夜间磨牙现象的原因多种多样：譬如，当发育尚不完备，自身脾胃功能还不健全的小儿，在遇到格外喜欢的食物时，容易狼吞虎咽，家长纵容乃至支持孩子的这种不良做法。这种经常性的饥饱不适，就会成为饮食失调、消化不良的病因，也是发生夜间磨牙的原因之一。再如，一些孩子平时不注意饮食卫生，使一些致病因子随着不干净的饮食物或孩子的脏手由口而入，蛔虫、蛲虫等肠道寄生虫等“应运”疯长，当它们自由自在在人体活动时，一方面分泌出毒素和通过代谢产生毒素，一方面直接牵动腹壁，通过大脑中枢引起咀嚼肌的反射性收缩，从而产生磨牙。还有的孩子白天东奔西颠、贪玩好耍，或大哭大闹、烦躁不安，造成身体过于疲劳、过于兴奋，在大脑皮质中形成的兴奋灶，一直到晚上睡熟时尚不能消失，有关神经还在继续进行着白天的工作。于是乎，上下牙之间就打起架来，发生摩擦。

白术治疗小儿夜间磨牙是可行的方法之一。

白术，为多年生草本植物，主要产于浙江、安徽、江苏、江西、湖南、湖北、四川、贵州等地，以浙江的产量最高、质量最优，其中又以于潜、昌化、天目山一带生长的野生白术为佳，号称“于术”。因其盘结丑怪，犹如野兽之形，还被称为“猴子术”“狗头术”。

中医认为，白术有补脾、益胃、燥湿、和中的功能，以治疗脾胃气虚、不思饮食、倦怠少气、虚胀泄泻、痰饮水肿、黄疸湿痹、小便不利、头晕自汗、胎气不安等证，被历代本草奉为“安脾胃之神品”“除风痹之上药”“消痞积之要药”“健食消谷第一要药”等。它的这些功能，在临床上运用十分广泛，并经常与其他药物相结合，充当君、臣、佐、使各种角色。药理及动物实验证实，白术具有明显持久的利尿、降血糖、抗血凝、抗菌和增强肌力的作用。

从以上分析可知，白术对各种原因引起的小儿磨牙具有决定或辅助性治疗作用。“小儿磨牙，白术可拿”的谚语，说得是有道理的。洛阳名老中医吴权国医师，当年曾在杂志上发表过专用白术治疗小儿磨牙的验方，更为这一谚语提供了临床依据。

推荐做法更简单

白术 100 克，温开水泡软后，放入器皿中，与蔗糖层叠摆放（即一层白术一层蔗糖，如此反复摆放），然后放入笼屉蒸熟。

上方让小儿坚持食用，每天一次，每次 15 ~ 20 克，对口角涎出、咯咯咬牙、食少体瘦者有明显效果。

特别提醒

需要指出的是，小儿夜间磨牙的机制是复杂的，中医治疗又是讲究辨证施治的。白术治小儿磨牙，虽然是有效的方法之一，但绝不是唯一的方法。如小儿夜间经常磨牙时，应当到医院去确定病因，在医生的指导下服用适合病情的中西药物。

按摩牙龈，让口气清新

“每当夜晚入睡后，我的口腔常常会流出带血的腥臭唾液，不是弄脏了枕头，就是污染了被套……牙龈萎缩严重，牙齿都将面临脱落……”如此糟糕的状况，竟然被按摩牙龈这样简单的偏方治愈了！

达人故事

谁都明白，牙齿的好坏直接影响生活的质量。可我活了大半辈子，却一直是个不注意口腔卫生的人。1943年，我出生在浙江余姚一个贫穷、落后的乡村。这里的人们，从老到小都不知何为刷牙。至今，我祖母——一个没有一颗牙，只能吃豆腐、腐乳的瘪嘴老太太的形象，仍留在我记忆深处，可仔细算一算，祖母当年才五十来岁。我是在1957年到了上海后才学着刷牙的，但并没有学到家，只是在早晨胡乱刷一下敷衍了事。近十多年来，每当夜晚入睡后，我的口腔常常会流出带血的腥臭唾液，不是弄脏了枕头，就是污染了被套……可我觉得自己的牙齿挺坚固——居然能咬开啤酒瓶盖哩，也就没把这流腥臭口水的事当成病。

没想到去年国庆节，放假7天里我竟然跑了8次医院！因为有5颗牙齿一夜之间闹起了“政变”，疼得我只喊救命。这一次遭遇，终于让我领教了牙痛的滋味。可除了龋齿外，医生还诊断我患有严重的牙周炎，并告知“牙龈萎缩严重，牙齿都将面临脱落”。听到这里，我的心“格登”一下沉了下去。有幸遇到了一位医技好且热情的女医生，她先对我的口腔进行了一番大清洗，再陆续补了5颗龋齿，并一再告诉我：“像您这样年纪大的人，除了认真刷牙外，更要按摩牙龈，因为按摩牙龈是积极防治牙周炎的最好方法。”

原本连刷牙都不到位的我，头一次听到“按摩牙龈”，当然是一头雾水，不知所云。好在有女医生的细心解释和示范，我开始了我的口腔保健行动。首先，晚上增加一次刷牙。晚上刷牙其实比早晨刷牙更为重要，因为经过一天的咀嚼，在牙缝和牙龈上留下不少残渣，倘若晚上不彻底清扫口腔，这些残渣将在紧闭了一夜的口腔中腐化，并侵蚀牙齿和牙龈，其危害之大可想而知。其次，提高清洁口腔的质量：在每天早晨和晚上刷牙的基础上，按摩牙龈3分钟以上，而且每处牙龈都按摩到位……不久，奇迹真的出现了，曾伴随我十多年的毛病消失了：每天晨起，我再也见不到留在被头和枕巾上的带有臭味和血丝的唾液痕迹了，我的口气也变得清新起来。

尝到甜头的我，现在经常向亲属、朋友介绍刷牙时还要按摩牙龈的“偏方”。他们大多同我第一次听到时的感觉一样，脸上露出惊讶的表情。看来，按摩牙龈的理念还不大为人们所知，需要大力宣传。

（沈钧炎）

名家评方

华中科技大学同济医学院附属同济医院口腔科　周　彬

这个故事的主人公介绍的情况非常具有代表性，既概括了牙周病的发展过程，又描述了牙周病患者的心态历程。一般而言，牙周病的发病有两个特点，一是进程较缓慢，可以反复迁延长达数年或数十年，且症状多不明显，早、中期牙周病不像龋齿那样有剧烈的疼痛，故患者自已多不易觉察，容易出现“没把这流腥臭口水的事当成病”；二是后果比较严重，牙周病可导致多颗牙同时出现松动、脱落，最终让患者后悔莫及。

牙周病是目前仅次于龋病的第二大牙病，近年来发病率有升高的趋势，其破坏性极大。已有大量临床证据表明，牙周病与心脏病、老年性痴呆、糖尿病等密切相关。但从目前的治疗情况来看，一旦牙周组织受到严重破坏，要完全恢复到正常状态尚有待治疗技术的突破。因此，牙周病应当以自我预防为主。

首先，每个人要树立“有效刷牙”的观念，虽然人们已经普遍养成每天刷牙的习惯，但是多数人并不关心刷牙效果。有效刷牙是指一方面要尽量把牙菌斑彻底清除干净，另一方面又不会对牙齿和牙龈造成损伤。建议选择小头（如儿童牙刷）、软毛、磨毛、刷柄便于把握的保健牙刷，刷牙时顺着牙龈到牙面的方向，上牙由上至下、下牙由下至上地刷，每天刷2次，每次刷3分钟。牙齿不齐、容易出现食物嵌塞者，提倡使用牙线。一般的刷牙方法即可达到牙龈按摩的目的，而对于已有牙周病的患者，可采用口内手指牙龈按摩的方法来辅助治疗。即先洗净右手，漱口后，把手指放在牙龈的黏膜上来回移动，然后由牙根部施力向牙冠部滑动按摩，依次为上下左右内外，共 3 分钟。

其次，应当进行定期检查和牙周洁治。定期检查可以早期发现问题，以免牙周病发展到难以控制的地步，还可通过专业的眼光来评价"有效刷牙"的效果；半年一次的定期牙周洁治可去除日常生活中牙刷无法清除的结石，起到治疗和保健的双重作用。

阅读提示：关于使用

Q：这些方法真简单，我一看配方就想试试。可前后左右还有很多内容，啰里啰唆一大堆，可以不看吗？

大众医学：不可以。"啰里啰唆一大堆"的，是作者的经验之谈、读者的运用反馈、编者的安全提示，是这些方子的独到之处，也是本书的精华所在。如果只对配方、用法感兴趣，而无视前人的亲身体会和心得总结，则无异于买椟还珠。为了使用更安全、更有效，请看完该方的所有相关文字后，再动手。

Q：既然这些方子均为名家点评，药物也安全，肯定没有副作用吧？

大众医学：不能这么说。 是药三分毒，中医还讲究辨证论治。我们在书中反复强调食疗药膳也应辨证，并尽量给出相关证型的鉴别提示，但完全缺乏中医基础的读者可能还会感到困难。如果你不能分辨自己所患证型，不能确定自己是否适用某方，请去中医医院相关专科咨询，不要贸然试用。

野菜让我成为“真汉子”

纯朴山民提供的蒲公英韭菜偏方，原来是治伤风感冒的，没想到这位读者坚持不懈，竟开发出“特异功效”——壮阳。可喜可贺！专家还有更高妙的支招！

达人故事

小时候，我体质不好，三天两头伤风感冒、闹肚子，药片成了家常便饭。结婚后，又“阳气欠足”——不胜性事。各种各样补药吃过很多，仍毫不中用，我真觉得愧对妻子。

有一天，我进山踏青，不料遭遇大雨，淋个正着。不多时，我鼻子发酸，喉咙发涩，浑身发冷，几个喷嚏“奏响”了感冒的“序曲”。我跑进一户山民家里躲雨，好心的主人见我脸色发白，两腿打颤，就熬了姜汤让我喝。感激之余，我不由得向他倒起了苦水。没想到他立刻告诉我一个秘方：将蒲公英和韭菜洗净、切段，加入食盐、醋、纯姜粉、辣椒面等佐料拌和，生食。久之，可预防感冒、腹泻，还能增强性功能。

回家后，我采来蒲公英，买来韭菜，如法炮制。一尝，味道不错，吃久了，还满口馥郁哩。从此，我每天至少食一餐蒲公英拌韭菜。一年后，伤风感冒真的不再常来找我麻烦了。最可喜的是，我对性事也能应付自如了。活了这么多年，我才真正体会到，做一个强壮的男子汉感觉真好！

（张文冀）

名家评方

上海市中医医院主任医师、上海市药膳协会会长　孟仲法

这位读者小时候体质差，易伤风感冒、闹肚子；结婚后“阳气欠足”“不胜性事”，说明他有脾肾不足之证。中医认为，脾主运化，与消化吸收关系密切。四季脾旺不受邪，则人体对感染和疾病的抵抗免疫能力就高。如脾虚而致运化失司，脾气不旺，则易发生上述风寒感冒及腹泻等情况。肾的不足与营养和先天不足、后天失调等都有关，肾藏精，肾不足而虚，则易出现早泄、阳痿。

那位山民介绍的拌菜秘方很有意思，其中蒲公英属清热解毒药，能抑制多种细菌，对呼吸道和胃肠道感染皆有效。韭菜辛温，能温中行气，其所含硫化物有杀菌与兴奋作用，也有祛寒作用。醋、姜、辣椒都是除湿去寒、解表增温之品，与蒲公英、韭菜相拌后可以相得益彰，起到强身、预防感冒的作用。

此方中最值得一提的是韭菜。民间常用韭菜治阳痿，古籍记载其“治阳虚肾冷，阳道不振”，元代诗人还称赞韭菜为“气较荤蔬媚，功于肉食多”。现代研究，韭菜中含有抗自由基物质，对健康有益。

但是，此拌菜还应辨体而食，阴虚内热较重和有溃疡病的人都不宜吃。从壮阳、提高性功能角度考虑，韭菜子效果要比韭菜为佳。如用炒熟的核桃仁 30 克、炒熟的韭菜子 5 克，共研粉，加适量糖，每日吞服，连服一月，也有较好的壮阳效果。

“盐开水医生”的故事

医学发达到可以征服无数疑难病症的今天，一些不起眼的常见小毛病却常难倒了医生。例如，长疥子、脓疮以及伤口感染、溃疡，虽无性命之忧，治疗却常不如人意。本文介绍的是一位“盐开水医生”，她用盐开水解决了一些难题，并对其后辈产生了示范效应。

达人故事

20世纪五六十年代，中国农村缺医少药，许多儿童不时出现皮肤溃烂等问题。特别是一种叫“鸡屎堆”的急性皮肤传染病，患孩头皮上长满像一堆堆鸡屎状的红疙瘩，瘙痒难忍，黄水横流，流到何处就长在何处。此病的长期流行，让乡亲们伤透了脑筋。

不知什么时候，我的小弟也染上了这个病，于是妈妈开始尝试许多治疗办法，如中草药外敷，碘酒、酒精反复涂抹以及用盐开水擦拭。在“病急乱投医”中，妈妈发现用盐开水清洗“鸡屎堆”后，创面蔓延的趋势得到了最为有效的控制。用妈妈的话说，“洗一次好一次”，直到“鸡屎堆”全部结壳脱皮。具体办法是：将少许食盐放进温开水中溶解（口感微咸），剪去创面周围的头发，然后用棉球醮盐水洗擦创面，一天2～3次，直到解决问题。

“盐开水治‘鸡屎堆’有奇效”的消息迅速传遍小山村，妈妈很快成了“名人”，老乡们纷纷前来“取经”，回家后便照着母亲的指点掀起一场对“鸡屎堆”的歼灭战。不久，困扰人们多年的“鸡屎堆”终于被制服，但母亲不满足于此，她乘胜追击，又用盐开水配合医生治好了乡村孩子们长的疥子、脓疮、伤口感染等毛病。从此，“盐开水医生”的美誉在乡亲们口中传开了。

后来，我当了上尉军官，连队驻守在远离城市的山沟里，一种飞虫爬过后在士兵们身上留下道道红口子，发痒、出黄水，仅几天时间皮肤就惨不忍睹。士兵们被虫子搞得忧心忡忡，病情严重者不得不去几十公里外的团卫生队住院治疗。十天半月后病愈回来，却往往留下瘢痕。大家想了许多办法，如消毒、隔离、烟熏等，但都不能解决根本问题。这时，我突然想起了久违了的盐开水，没想到，大家使用后效果真的很好。

我那长“鸡屎堆”的小弟从军医大学毕业后，成了将军们的保健医生，后又赴美访问。他每天接触着当今世界最前沿的医学科技，对“盐开水”问题自然早已淡忘。蹊跷的是他那不满 10 岁的儿子染上水痘，采取了一些常规措施后仍然不放心，因为他清楚地知道搞不好是会留下满脸瘢痕的，于是从大洋彼岸打电话向母亲求取良策。母亲说："你每天用盐开水给他洗洗吧，应该会好的！"小弟将信将疑，但还是按照母亲的话做了。没几天，E-mail 传来消息："水痘已被控制，正在康复中。"

（金　盾）

名家评方

上海中医药大学附属龙华医院中医外科教授　唐汉钧

这个故事中提到的"鸡屎堆"，是脓疱疮、黄水疮的俗称，一种夏秋季常见的化脓性皮肤病，其主要症状是炎性红斑、脓疱、脓痂、黄色渗水、瘙痒、疼痛，黄水流到哪里便生疮，有传染性，常在托儿所、幼儿园、家庭或农村传播流行。清代《洞天奥旨》记载："黄水疮又名滴水疮，言其脓水流到之处即便生疮，故名之。"《疮疡经验全书》也记有"此疮之发，合家相染"，多由"暑湿热毒"感染皮肤而成。

故事中谈到的士兵们被虫叮咬后出现的"发痒、出黄水"，是由虫咬皮炎引起的，搔抓后容易形成虫咬皮炎继发感染。水痘则是一种由疱疹病毒引起的好发于冬春的传染病，以皮肤黏膜分批出现斑疹、水疱和痂疹为特征，多发于年幼儿童，由于水疱疱壁较薄，容易破裂引发感染，并发蜂窝织炎、急性淋巴结炎、丹毒等。

以上种种，有化脓的，有渗水的，有潮红瘙痒的，但其共同之点均为皮肤浅表感染。用温盐开水清洗、搽涂，不仅能清洁创口，还有消炎止痒、防止皮肤进一步感染的作用。温盐开水内含一定浓度的氯化钠，氯化钠通过渗透压的作用，对创口的细菌有抑制甚至杀灭作用。当然，温盐开水中氯化钠的浓度不能太大，因为过浓会刺激创口与皮肤，引起刺痛等不适感。

需要指出的是，温盐开水不是万能药，它仅是一种对不洁创口有清洗作用的溶液而已。对缺医少药地区的人们来说，掌握温盐开水的这一功效是很有必要的。但若患了皮肤感染性疾病和水痘等传染病，有条件者还是应积极去医院诊治。

我唯一的养生方：戒烟

中叔皇，我国著名演员和导演，1924年生，1946年加入中国共产党上海地下党所领导的昆仑影片公司任演员，先后参加《一江春水向东流》《渡江侦察记》《兵临城下》等影片的拍摄。20世纪80年代初改任导演，执导了《小将》《白莲花》等多部影视片。他在八十高龄时写下的这篇回忆，值得烟民们好好学习、反省。

达人故事

我曾是一颗流星，为了奉献也发出过短暂的微光，而今一晃已年近八旬。除了正常的生理老化外，没有大病。略有几根白发，齿未落，仅有几颗蛀牙；血液检测各个项目均在正常参考值内。虽患有老年性高血压，但并不严重。

我这把年纪，谈不上有何养生之道，失败的教训倒有一些。例如晨起锻炼，在四五十岁时，每天尚能坚持跑步1 500米，并做十余分钟的体操活动筋骨。但到55岁后，因工作调动做了导演，由于工作不定时，加上熬夜，晨起健身时辍时续，而后便中断了。不能坚持的主要原因，则是疏懒。现在想来，如能坚持至今，恐怕身体会更好些！

我不喝酒，不抽烟，但我三十多年前是个烟鬼！

记得是22岁那年，我开始干演员这一行，为了演戏时能够抽烟自如，便学起了抽烟。起初是“伸手牌”，接着便买烟抽了。开始时烟瘾不大，一天四五根，后来便抽上瘾了，兴奋时要抽，郁闷时抽，饭后抽，睡觉前抽，一拿笔要写点东西也要抽，常常是三根烟抽完了，没落笔几个字。就这样，烟瘾大时一天要抽到20根以上。

1969年，我45岁，下干校整改时，老演员郑敏和我同一宿舍，他是烟鬼加酒鬼，得了病后，酒是基本上戒掉了，但香烟仍不离口，因而患上了严重的肺气肿，脓痰、咳嗽不断，只能经常喷药。见他如此模样，我害怕自己老年时也步他的后尘，思之再三，第二天便下决心把十余包红双喜和浪琴打火机一股脑儿扔进了干校的河里。

自然，戒烟是极为痛苦的，我戒烟的环境又极为特殊。当时，我被调到译制片组搞什么内参片，一个屋里有三十余人，但至少有二十多人是抽烟的。为了怕内参片声音外泄，还用厚重的大窗帘挡住窗口，室内空气极为恶劣，但抽烟者均是烟瘾极重之人。我就在这种环境里，咬牙坚持了两个多月，不顾引诱，就是不破戒，渐渐地对飘来的烟味有了反感。但是，虽然白天坚持得住，但夜里还常梦到抽烟的“快感”。

有一天，我心里翻腾着在想：人生在世，何必苦了自己，少抽几根烟不行吗？我盘算着晨起上厕所抽一根，三餐饭后各抽一根……想着想着，忽然自己就抽起烟来，那烟香真是沁入心肺。这时脑子猛然警觉，怎么抽烟了！？一睁眼，原来我在午睡，身旁几个演员在抽烟，是他们的烟雾诱使我做了一个抽烟的“美梦”。

戒烟实属不易，尤其像演员的行当，“烟惑”无时不在，但我却一直顶住了外来的诱惑，坚持到今，已三十余年了。如今，不咳嗽，没有痰，不落齿。这件事，是我唯一值得告人的“养生”经验吧！

（中叔皇）

名家评方

长沙市老年医学研究所主任医师　朱志明

作者字里行间朴实无华，虚怀若谷，却蕴含着深刻的养生哲理，其戒烟成功的经验极其可贵。吸烟有百害而无一利，已成为全球公害，无人不知、烟民也晓。问题是吸烟者一旦上瘾，常难以摆脱，很多人甚至一生都在戒烟，但最后还是以失败而告终。作者以友为戒，毅然不抽，义无返顾，坚决抗“惑”。这份决心和毅力，为众多烟民所不及，也许正是因有这种精神，他才能成就一番事业吧。

我家年年艾饼香

民谚说："清明插柳，端午插艾"。在端午节，除了洒扫庭院，以菖蒲、艾蒿插于门楣或悬于堂中驱邪防病之外，还可以用艾叶来做些什么呢？来看这位达人的高招。

达人故事

我国民间有句俗话：民以食为天。因此，我们家的"大厨"——现已六十岁出头的老伴，每年既不挂艾叶，也不熏艾烟，却不忘用采摘来的鲜嫩艾草制作出香脆的艾饼来，让家人一饱口福。每年开春时节，她那一锅锅带着清香味的艾饼，从来都是让全家老少满口添香，欲罢不能。

具体的方法是，春天清明节前，趁艾草的脑袋钻出地面的时间还不长，就利用踏青，掐来若干，少则三四两，多则半斤。洗净后用开水焯一下，然后切得细碎。再加入适量的盐，不需加味精，均匀地搅入适量的面粉（根据艾草的数量，二者比例大致为 1：3）里。加水少许，搅成稠面糊状。将锅烧热，倒入少量食油，用筷子夹出一块块湿面糊，放入锅内，直炕到两面焦黄，饼香四溢，即可出锅食用。

（张正浪）

名家评方

广州中医药大学附属中山医院主任中药师　梅全喜

艾叶是一种常用的中药。现代研究表明，艾叶中含有软性树脂、挥发性精油、葡萄糖、鞣酸、氯化钾和胡萝卜素、B 族维生素、维生素 C 及钙、磷、铁、锌等多种矿物质元素等营养成分。其所含的有效成分能增强人体网状内皮细胞的吞噬作用，提高人体免疫功能，对多种细菌、真菌以及病毒具有杀灭和抑制作用，故它对降血压、降血脂、缓解心血管疾病均有较好的食疗作用，是一种典型的保健蔬菜。

现代艾叶的食疗食谱在各地都有应用，艾草可做艾糍点心，加工成各种菜式和药膳。从养生的角度来说，鲜嫩的艾叶具有开胃健脾，增进食欲的功效。近年来，随着人们保健意识的加强，一股食用艾叶之风正从乡村刮到城市，偏僻山区的艾糍粑、艾叶煎蛋、艾叶肉丸子等相继进入了一些酒家，深受食客欢迎。下面介绍一些艾叶的食用方法。

艾叶的制前处理

制作艾叶食品时应选用新鲜嫩叶最好，鲜嫩艾叶应季时短且未必能采到，更四季皆宜、人人可行的做法是用干艾叶。以下未经特别注明，均指鲜艾叶，用干艾叶的话用量减半。用前用冷水浸软，除掉坚硬的叶柄、叶脉，开水焯过之后即可用于制作艾叶食品。

母鸡艾叶汤

做法：老母鸡 1 只，艾叶 15 克。将老母鸡洗净，切块，同艾叶一起煮汤，分 2 ～ 3 次食用。月经期连服 2 ～ 3 剂。

作用：补气摄血，健脾宁心。适用于体虚不能摄血而致月经过多，心悸怔忡，失眠多梦，少腹冷痛等。

艾叶煎鸡蛋

做法：艾叶洗净后切碎（也可以先用开水烫一下以去除部分苦味），加入鸡蛋搅匀，加入盐、胡椒粉等调料。待锅热后加入适量油，煎熟即可。

功效：主治胃寒冷痛，开胃消食。

姜艾鸡蛋

做法：生姜 15 克，艾叶 10 克，鸡蛋 2 个，加水适量煮熟后，蛋去壳放入再煮，饮汁吃蛋。

功效：适用于月经过多，气血寒滞、腹中冷痛。

艾叶红糖水

做法：生姜5片，大枣5枚，艾叶15克，红糖适量，水煎服。

功效：用于寒性痛经。

艾叶粥

做法：取干艾叶15克，粳米50克，红糖适量。将艾叶加水煎浓汁，去渣后加水、米、红糖，煮粥食用。

功效：可用于妇女虚寒痛经、月经不调、胸腹冷痛的辅助治疗（阴虚血热者不宜食用）。

艾叶肉圆

做法：把肉和艾叶分别剁碎后加入适量盐、姜、味精、花生油、生粉、鸡蛋拌匀，然后用常法加工成肉丸或肉饼。或煮，或煎，或蒸均可。

功效：开胃暖胃。

艾叶水糕

做法：取干艾叶、粘米、糯米、砂糖各适量。干艾叶与粘米或糯米一起浸泡2小时，用打浆机磨成米浆；砂糖煮溶与米浆煮成糊状，蒸60分钟，冷却后切块。

功效：开胃暖胃，适用于胃寒、腹泻。

艾叶饺子

做法：艾叶300克，切碎；葱、豆芽、豆腐适量切碎。将以上材料拌匀，用盐、味精调味成馅。用面皮包馅成饺子形状，入锅中蒸熟或水煮均可。

功效：增进食欲。

艾叶菜团

做法：将艾叶切碎，放适量面粉，用水、盐揉成面团，做成大小适中的艾叶菜团，入锅中蒸熟即可。

功效：通气血，祛寒湿，止血，安胎。尤其是端午节前后的艾叶，清嫩味鲜，可开胃健脾，增进食欲。

艾叶绿豆饼

做法：艾叶100克、绿豆粉500克，食用碱5克，植物油100毫升、酥油4毫升、糖80克。新鲜艾叶经清洗、用开水烫过后沥干、捣成艾叶糊，与绿豆粉、植物油、糖等揉和混均，用饼模压制成型，蒸熟即可。

功效：开胃消食、温胃，用于胃寒、胃痛。

艾叶食品安全吗

艾叶食品的食用一般来说是安全的，但中医传统上就认为：是药三分毒。故一般食品加工公司对艾叶的前处理方法是：艾叶用清水洗净后，入大锅里煮开，其间加一点点苏打粉同煮，煮好艾叶后，捞出再用清水洗净，然后挤干水分备用。这样的前处理方法基本上可以把艾叶中的微毒性成分或刺激性物质完全除去。

民间制作艾叶食品也都会将艾叶放到滚开的水中煮一二翻，说是除味，实际上是除去艾叶中的微毒性成分或刺激性物质，这样制作的艾叶食品可以放心食用。所以，艾叶食品只要按正常剂量食用是安全的。

特别提醒

一定要把艾叶放入滚开的水中焯一下。

食用时适可而止，不可以超量。

扫描左侧二维码，收看“2015 艾文化节”的“艾美食秀大奖赛”，欣赏五湖四海粉丝制作的艾美食（活动 6 月底截止，现在奖品肯定没有了，收藏奇妙艾美食的做法吧）。

我的“艾”宝贝

这个故事是“家庭真验方”微信平台“2014艾文化节”征文活动中的获奖作品，这位粉丝从此也与《家庭真验方》结下不解之缘。在她的“赞助”下，我们组织了新年送吉祥桃核、周末猜中药等有趣的线上活动，很多粉丝分享到了她的礼物和快乐。

达人故事

因为我的生日是端午节，所以从小就与艾叶结下了不解之缘。我家孩子比较多，父母常常忘记给孩子们过生日。而我因从小体弱多病（3岁才会走，7岁才能跑），我的生日父母从来没忘过。

每到端午节，妈妈天不亮就上山采来艾蒿插在门上方避邪。再将几枝巴掌长的艾叶和叫不上名的小花插到我的头上。那时我高兴极了，蹦啊，跳跃着出去向小伙伴显摆。

参加工作后，特别是四十多岁时，我因血压高患上了脑血栓。每天吃药，打点滴收效不大，还是头晕无力。药吃多了脾胃不好，胃疼、常常腹泻、无食欲，还患上了颈椎病，每年要住医院3次以上。四五十岁的人看起来像七十岁，满脸皱纹，精神委靡。

2002年我退休后，到我们这里一个中医院学习中医按摩，接触到一些中医知识。从2003年起我就每晚用艾灸盒轮换灸大椎穴、肝俞、胆俞、脾俞、胃俞、肾俞、命门、神阙、足三里、太溪穴等。渐渐地吃饭香了，不感冒了，不腹泻了，检查身体各项指标明显好转了。从用上艾灸以后，十多年了，我再也没有住过医院。更有趣的是，自从我爱上艾灸后，夏天还不招蚊子咬了。

我也把艾灸能提高免疫力、能治病的办法，传给了我们小区的一些邻居，他们都很受益。我钟爱这些每天使用、陪伴我多年的“艾”宝贝，我想以后的日子里，让它们伴随一生！

（端　午）

名家评方

广州中医药大学附属中山医院主任医师　梅全喜

艾作为一个民俗用品和药用植物，在我国的认知度是非常高的。

艾为菊科蒿属植物，“艾”为植物名。由于药用以叶为主，故称“艾叶”，民间习惯称其整株植物为“艾蒿”；将艾叶捣烂取绒，成为“艾绒”；用棉纸将艾绒卷成圆柱状长条，就是用于灸治疾病的“艾条”。

现代研究表明，艾灸确实能提高免疫力。艾灸不仅能显著增加红细胞及白细胞数量，还能增强白细胞的吞噬功能和提高红细胞的免疫黏附性及红细胞携带免疫复合物的含量，并能增强巨噬细胞的功能。

我国古代十分重视利用艾灸强身防病，并积累了丰富的经验。这位读者所述穴位大部分是足太阳膀胱经的背俞穴，中医认为，太阳经是抵御外邪的第一道屏障；背俞穴是五脏六腑精气汇聚所在，可以调和脏腑功能，经常灸这些穴位可以起到防病治病强身的作用。

至于文中提到的“因常用艾灸大大减少感冒，夏天还不招蚊子咬了”，也并非玩笑。艾灸可以增强免疫力，免疫力提高，感冒就自然少了。还有研究表明，艾灸产生的烟（含有艾叶挥发油）对流感病毒有明显的抑制作用，可以预防流感，所以在禽流感流行期间，有专家建议用艾条点燃熏房间以预防传染。而应用艾叶驱蚊在古代就有应用，现在民间仍很普遍。我记得小时候夏天天气热、没空调，全家人都在室外睡觉，父亲用稻草将艾蒿扎成把，点燃后熄灭明火，放在离竹床一米左右的地方，用其烟来驱蚊，效果就很好。

梅教授在其所著的中国第一本艾研究专著《艾叶的研究和应用》问世时，写下《我的艾叶情怀》一文，诉说他的研究心得和艾叶的伟大功绩。详见图书《家庭真验方——妙医偏方故事》

十年长啸告别“药罐子”

每天沐浴在晨曦中清新、湿润的空气里，坚持进行一个多小时的“长啸”，宛若一股股清流灌通周身，沁人心脾。那每一声“吼”或“喊”，都是对身体各个器官的一次很好的“吐故纳新”。

达人故事

我今年55岁。我的体质曾经很弱，特别是进入“不惑”之年后，严重的气管炎使我一进入冬天就像进了“鬼门关”，那剧烈的咳喘让我痛苦万分，中药西药均不奏效。经过常年的晨练，特别是坚持了十年的“引颈长啸”，我的身体渐渐强健起来。

十年前，我的新居搬到了海河附近，那里的运动场地环境优美、空气清新。在晨练中，新结识的一位“晨友”向我介绍了“引颈长啸”方法。于是，我每日清晨五点半洗漱毕（空腹），便一溜儿小跑1 500多米到海河大堤站定，边做自编的体操边“引颈长啸”，即对着河对岸，尽量放开喉咙、倾“丹田”之气，像戏曲演员“吊嗓儿”练功似地高喊“啊——”“依——”“呜——”约一个小时。日久年深，我发现自己的抵抗力有所增强，感冒不那么“青睐”我了，剧烈的咳嗽也减少了许多。在继续坚持了五六年“引颈长啸”后，咳喘现象基本消失。如今，我的肺活量已今非昔比，“引颈长啸”时那高亢、雄浑、悠长的声音瞬间传至对岸，顿时回音阵阵，加之初起的晨曦、瓦蓝的天空、欲滴的绿野、戏水的沙鸥及那点点的篷帆，仿佛置身于一幅恬淡的水墨丹青之中，真是惬意之至啊！

小的时候常听老人们讲养生之道，印象颇深。如遇到不顺心或委屈之事，千万别“闷”在心里，否则定会憋出毛病。最好的保健方法让其“大喊”（讲）出来或“大哭”一场，即将内心的“郁闷”之气，竹筒倒豆般地倾泻净尽，“一吐为快”。尽管我无“闷”可泄，但十年来的“长啸”之功的确使我的身心大受裨益。

过去，我的心血管系统也不太好，曾有过心律不齐、血压偏高，而今，心律不齐等症状基本消除，血压相对稳定在130/80毫米汞柱左右。现在的我，睡眠好、吃饭香、气色正、精力旺，家人欣喜地说：“‘药罐子’变了一个人！”

（蓝涌生）

名家评方

湖南省中医药研究院研究员　王明辉

我国的气功养生术历史悠久，流派和方式方法较多，在形式、练法、呼吸、功用和性能上均有内、外功之分，在呼吸上可分气息内功（静坐以养神）和声息气功（长啸以舒气）两种。后者即文章所述的“引颈长啸”法。

大家都熟知宋代岳飞的《满江红》。这首词留下了“怒发冲冠……抬望眼，仰天长啸，壮怀激烈……”的名句。此长啸使郁怒而变豪壮，即为调理“七情”之气而为，因其“可使血气自顺，元气自固，七情不炽，百病不治可自消”之故。

但气功之见效，离不开“动静结合，循序渐进，审病度势，坚持不懈”16字法。作者能坚持十年使痼疾消退、弱体变强，堪资信征。但从其每日坚持晨练，小跑1 500米、长啸前还做自编体操看，他前后判若两人的变化并非单一的“引颈长啸”之功，而系动静结合、综合养生之得。

蛤蚧人参汤克哮喘

人参蛤蚧散是治哮喘的名方，威名远扬。自制散剂不方便，可参考这位达人的煮汤法。不过专家说他的吃法值得商榷，怎样吃更专业、更有效？认真看点评！

达人故事

我2岁那年，患上了哮喘病。从此时常在半夜发作，呼吸困难，哮鸣音一声接一声，痛苦万状。平时胃口极差，浑身无力。我父母都支内去了贵州，外婆一次次地抱我去看急诊，折腾了好几年，吃了许多药，都不见效。只要一感冒，哮喘病魔不请即到。外婆急坏了，千方百计打听有啥好方法，试了好多秘方都无济于事。直到后来找到了“蛤蚧人参汤”，病情才出现转机。

我在立春及冬至后各吃一次蛤蚧人参汤，开头两年感冒次数减少，哮喘相应地也少发了。后来，情况一年比一年好。到第五年，我即使偶有感冒也不再引发哮喘了，从此告别了“药罐子”时代。为了巩固疗效，我每年冬至仍然继续吃此方，胃口也好了，脸色也红润了，精神饱满，身体强壮，像变了一个人。

蛤蚧人参汤配方如下：蛤蚧一对（中药店有售，以尾巴粗大者为好），生晒参或白参一支（约10克），冰糖30克，黄酒少许（约20毫升），清水半大碗（约250毫升）。将蛤蚧的头和脚爪剪去，抽掉插在蛤蚧上的小竹签。然后将蛤蚧折断，放在一只大碗内，放入清水中浸2小时左右。浇上黄酒，放入生晒参和冰糖，将碗放入蒸锅内，用中火隔水蒸半小时以上即可。每年立春后及冬至各服一次，一次分2天吃完：早晨空腹及晚上睡前各服一顿，每顿吃1/4支参、1/2只蛤蚧、1/4汤（需热服）。

（邵　阳）

名家评方

上海中医药大学附属岳阳中西医结合医院主任医师、教授　赵章忠

支气管哮喘起病有缓有急，病情轻重不一，迁延难愈，危害甚大。究其因，虽有外源、内源之分，然患者皆有过敏体质之本。中医学认为，本病“其标在肺，其本在肾”，治标较易，治本最难，夙根（指过敏体质）不除，嗣后必发。故治疗除平其即发之喘息外，关键还在于着力改善肺肾两虚体质。

用蛤蚧治疗咳喘，民间由来已久，有人还将蛤蚧和人参二味药做成药饼，专治肺虚咳嗽等症，美其名曰“独圣饼”。蛤蚧为壁虎科动物，有补肺益肾、定喘止嗽之功；人参大补元气，善治久虚难复之证，故二味相配能使肺肾两虚较快恢复，体质得以改善，哮喘可望根绝。以此二味为主药的名方人参蛤蚧散，补肺肾、益精血、定喘咳，威名远扬，沿用至今。可见小邵的蛤蚧人参汤虽属自制，但并非别出心裁的“独创”。凡咳喘属肾不纳气、肺肾两虚者，证见咳喘日久、神疲形瘦、动则气急、咯痰清稀、面青肢冷，而急性发作已经缓解者，值得一试此方。

小邵介绍的制法虽可借鉴，但蛤蚧大小悬殊，若以“对”论，其量难以控制。一般地说，蛤蚧入煎剂（包括炖服），应以每日 3 ~ 6 克为妥。如能将蛤蚧焙干、研成细末，白参打成细粉，以 2 份蛤蚧、1 份白参的比例配成参蛤散（或制成丸），每日早晚各服 3 克，连服 3 ~ 5 天，隔周再服一剂，亦为可效方法。

此外，小邵的服法也值得商榷。一般地说，只要证属虚寒而哮喘已趋缓解者，皆可及时进服本方。笔者曾将蛤蚧研细末调入膏方内，让哮喘患者连服 2 个月，共服 3 年，其效甚佳，可见不必受“立春、冬至后各服一次”之拘。建议有意一试此方的患者在服用一二剂后，间隔数日再服一二剂，然后在二三年内于冬、春之际再进数剂。

更多哮喘防治验方，详见图书《家庭真验方——小药方大健康》“哮喘”章节

冬泳，让我与鼻炎说再见

这位达人是眼科医生，对耳鼻喉科是外行。不过他得同道指点，又发挥专业精神潜心研究、勤奋总结，终于变身治鼻炎“高手”。

达人故事

我是一名眼科医生，得慢性单纯性鼻炎十多年了。虽说与耳鼻喉科医生天天打交道，可慢性鼻炎就是治不好，甚至到广州最大的医院就诊，采用了药物、冷冻、针灸、理疗、气功等种种办法，还是不好。但在坚持冬泳两年后，我终于把这一纠缠多年的病魔降服了。

那是一个偶然机会，一位同事告诉我，她得过敏性鼻炎 20 年，一到天气变化就打喷嚏、流鼻涕，痛苦异常。后来参加冬泳一年，病就完全好了。我抱着试试看的心态，也去游了半年泳，果然有明显效果，于是我风雨无阻，几乎天天游上 1 小时左右。两年后，慢性鼻炎的症状——鼻塞、头痛、乏力、记忆力减退、失眠等基本消失了。以前上班总觉得没精神，自我感觉前途渺茫，冬泳两年后，我考上了第一军医大学的眼科研究生，而且分数第一。

我的体会是：首先，冬泳能提高“三力”：机体免疫力、抗冻能力、冷适应能力，从整体上提高了抗病能力。有科学实验表明：经常冬泳者，其机体免疫细胞数量比正常普通人高 30%；同一个人，冬泳一段时间后，其免疫细胞数量比不冬泳时明显增高。其次，冬泳要循序渐进，从夏天开始，从小运动量开始，要符合运动生理，切勿蛮干！然后，天气冷时，游泳时间不宜过长。最好每天测水温，水温太低，减少运动时间，以适度为宜，具体时间依每人体质不同而异。还有，下水之前要活动身体，以微热少量出汗为宜，不可大汗后下水，有大汗要先擦干汗水，稍事休息后再下水。此外，要注意安全，不要一个人下水，最好有 2 ~ 3 个游伴同游，相互有个照应；经常与冬泳爱好者交流经验，最好组织成团队。最后，不要到情况不明的水域游泳，以免发生意外；万一出现意外切莫慌张，要自救或呼救；平时要学一点自救与救他人的常识和方法。

总之，提高抵抗力是根本。冬泳刚开始时，有的人不适应，这时千万别放弃，比如鼻子堵了，可以用麻黄素滴鼻液滴鼻，时间长了，自然就没有症状了。

目前，我在外读研究生，学习工作压力大，条件也变化了，冬泳停了，但我尽量坚持早晚用冷水洗脸、冷水洗澡。冬天再冷都不用热水洗脸，甚至用冷水洗头，慢性单纯性鼻炎基本上不来骚扰我；偶尔有，也是一两天就好！

所以，我觉得治疗慢性单纯性鼻炎，冬泳是好办法，冷水洗澡也不错。但每个人要因地制宜，量力而行，循序渐进。

（游向东）

更多鼻炎防治验方，详见图书《家庭真验方——小药方大健康》“鼻炎”章节

阅读提示：关于读后感

Q：我看了这本书，有很多想法不吐不快，怎么办？

大众医学：你可以告诉编辑部。写信、写电子邮件、发微信消息，都可以。也许再版时，你的意见就会被采纳。如果内容有独到之处，还可能被录用，刊登在《大众医学》上。若干年后《大众医学》出纪念册，你也可能是作者之一！

Q：我使用这些方子的过程，有一些问题和困惑，怎么办？

大众医学：也欢迎你告诉编辑部。本书中很多疑问、讨论和解答，正是历代读者的信息反馈，以及作者的详细回复。如果你的问题有代表性，我们也会邀请作者作答。希望你的问题所引发的讨论，能帮助我们更好地完善作品、造福后人。

邮寄地址：200235 上海市钦州南路 71 号《大众医学》编辑部“家庭真验方”专栏

电子信箱：dzyxzhenyanfang@sina.com

微信公众平台：家庭真验方

“益智酒”助我顺利高考

这个偏方帮助作者战胜失眠，顺利考上了大学，不过专家说此剂型有诸多缺点，不可人人效仿，并推荐了更安全有效的“开心散”。

达人故事

我读高二时，晚上偶尔失眠，但并没在意。没过多久，失眠变得频繁起来，弄得我晚上心烦意乱、辗转反侧；白天头昏脑胀、浑身疲软，上课注意力难以集中，记忆力大不如前，学习成绩也明显滑坡。我到药房去买了两瓶补脑的保健品，可是服完后未见丝毫好转。后来，又四处去医院求医，用了不少药，也无济于事。我非常失望，只好眼睁睁看着自己一天天颓唐下去。

那年暑假回家，我把失眠的苦恼告诉了母亲。母亲是村里的防保医生，听了我的叙述后，马上去找来石菖蒲、远志各200克，用适量的酒泡在一个陶罐里。一个月后，母亲让我每晚饭后服用药酒20～30毫升。大约半个月后，我的睡眠渐趋正常，智力也逐步得到了恢复。由于尝到了甜头，我一直坚持服用此药酒一年多，睡眠良好，精力充沛，顺利地考上了大学。

后来母亲告诉我，该药方来自于她老师的一句话：“菖蒲远志泡酒服，学堂读书赛过人。”

（郑罕蚺）

名家评方

上海中医药大学附属岳阳中西医结合医院主任医师、教授　赵章忠

频繁失眠、心烦意乱、头昏脑胀、浑身疲软、注意力不集中、记忆力减退等，是神经衰弱的常见表现。本病发病缓慢、病程较长、病情时轻时重，其发生与体质虚弱、工作紧张、生活无规律、长期情绪矛盾等因素有关。故治疗上需排除心理障碍和各种不良环境因素，采取综合性措施，并增强体质，依赖安眠药或盲目“补脑”，是难以收效的。

小郑介绍的药酒方中的石菖蒲，是一味“聪耳目、益心智”的常用中药，有开窍豁痰、理气活血、散风祛湿等功能，与他药配伍可治烦闷、耳聋、健忘、癫痫、痰厥、热病神昏等，其镇静、解惊等作用已为动物实验所证实。方中的远志，也是一味安神益智、祛痰解郁的常用中药，《本草纲目》强调其“功专于强志益精，治善忘”，历来皆被重用以治健忘、心悸、多梦、失眠等症。酒有通血脉、行药势之功，故石菖蒲、远志相配浸酒，其安心神、益心智之功能借酒力而得以充分发挥，最终使小郑君睡眠安好、耳聪目明。

石菖蒲、远志泡酒服虽能安神益智，但并不是说仅此一方就能尽愈所有神经衰弱。中医认为，本病有心脾两虚、心肾失交、心营不足等多种病机，而此药酒只适用于头身困重、舌胖苔腻的痰湿内盛者，若小便短赤、舌红苔少、口干咽燥的阴虚火旺者还当禁忌。

另外，石菖蒲、远志泡酒之剂型尚有诸多缺点，比如许多消化系统和泌尿系统疾病患者均不宜饮酒。青壮年少量饮酒或许有利于循环及代谢，而少年学童日日饮酒则恐利少弊多。其实，如《千金方》中的“开心散”，用远志、人参各 15 克，茯苓 50 克，石菖蒲 30 克，共研末，每天服 2 次，每次服 6 克，也不失为治失眠健忘的好办法。

更多失眠防治验方，详见图书《家庭真验方——小药方大功效》“失眠”章节

灸防前列腺肥大

家庭艾灸能预防前列腺肥大，并辅助治疗早期症状。但能不能停药，还要听从泌尿科或男科医生的专业指导，不能像这位达人那样擅作主张。

达人故事

我过完50岁生日不久，就出现了“老年男性病”症状：小便次数多，一晚上要起夜两三次，觉也睡不安稳；排尿困难，费力、尿不净、尿流变细。去医院检查，说我前列腺肥大，有尿潴留。虽然症状不严重，还不需要手术，但吃药效果不好，还让自己觉得很衰老。

老同学知道我的隐疾后，教我做隔姜灸试试。方法是，取新鲜老姜一块，切成厚片，在姜片中央刺几个小孔。点燃蚕豆大艾炷置于姜片上，放在腹部的关元穴上施灸，如此连续3次。当觉灼热时，将姜片移到中极穴上，使温热透入皮肤。灸完后，再俯卧，用同法灸膀胱俞和肾俞，也是每穴3次。上法每天做1次，10天为一疗程。然后休息3天，再做第2个疗程。

我共做了3个疗程，排尿问题真的解决，药也不用吃了。现在，我又能轻松地排尿、一夜睡到大天亮了。

（钱江达）

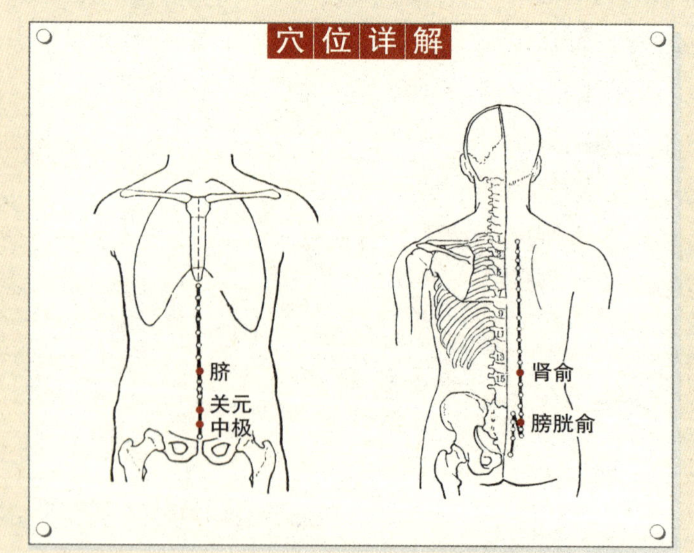

名家评方

上海市中医文献馆主任医师　张　仁

前列腺肥大，即男性前列腺增生症，50 岁以上占 30%，60 岁以上占 40%，70 岁以上占 60%，80 岁以上达 80%。其症状表现为小便次数增多，尤其是夜间小便次数增多；排尿困难，包括排尿时间延长，排尿费力，尿流中断，排尿不净；尿流变细，如因气候变化、劳累、饮酒、房事或感染等，还极易引起尿潴留，甚至尿液完全排不出，造成极大痛苦。

20 世纪 60 年代起，我国就开始用针灸防治前列腺增生症，效果较为满意。其中，灸法是主要方法之一，这位读者所采用的隔姜灸，正是比较有代表性的方法，可以预防前列腺增生症，也可辅助治疗症状较轻的患者。隔姜灸对改善前列腺增生症的各种表现都有一定效果，但要求坚持 2~3 个疗程。

家庭治疗认穴不易，因此还可采取更简单的单穴灸法。取穴：神阙（脐眼）。用盐水洗净神阙穴，轻轻按摩，使局部微红且有热感，再用酒精消毒。然后取中成药金匮肾气丸一丸，切成两半，将其中一半压制成铜钱大小药饼，敷贴于神阙穴，上盖一 2 厘米厚的薄生姜片，用黄豆大小之艾炷点燃后放在姜片上灸，连灸 6 次。灸毕，去掉姜片，用消毒敷料外包药饼，上用胶布固定。第二天起，于每晚临睡前再用艾条灸药饼 10 ~ 15 分钟，要求热感透入脐眼深部。每 3 天换药 1 次，6 次为一疗程。本法对控制前列腺肥大的症状有较明显的作用。但要求坚持施灸和正确施灸。

提醒患者：施灸过程中预防感冒和上呼吸道感染；绝对忌酒，少食辛辣刺激性食品；不可憋尿，有尿就排。

更多前列腺肥大防治验方，详见图书《家庭真验方——小药方大功效》相关章节

我用茜草抗血栓防中风

这位达人也是基层医生，所以他能治自己的静脉血栓，还有抗血栓防中风的远见。不过隔行如隔山，如今医学分科精细，内科医生干外科还是外行。所以我们请了专科医生来点评，以保证偏方的安全和有效。

达人故事

我 75 岁，退休前是内科主治医师。我的左下肢股静脉起始部有一分支先天性畸形，20 多岁时因行军多，逐渐曲张并形成如樱桃大的血栓，曾先后手术切除 3 次，每次都是术后 1 年左右时间复发。

我偏爱中医中药，听说茜草行血化瘀的威力强大，有一次就服用了茜草煎剂，次日血栓竟消散了，但数日后又如前。我又煎服一次茜草，血栓又一次消散，而后又复发。那是 20 世纪 70 年代的事了。

两年前，我患上了糖尿病。我就在治疗糖尿病的中药里加入了茜草，以抗血栓、防中风。用法是茜草 50 克，配上丹参和黄芪各 100 克，和治疗糖尿病的其他中药一起打粉。每天三餐前用温水调服，可以吃上一个月。

现在我血糖控制得不错，没有并发症，左下肢虽然有静脉曲张但没有血栓。我打算一直这样服下去，既抗血栓又防中风。

（余万琛）

名家评方

江苏省中医院血管外科主任医师　陆　炯

下肢静脉曲张是临床常见病、多发病，据统计在成年人中发病率为16%～25%，其中40%为双下肢同时发病。发病原因多为先天性静脉瓣薄弱，加之长期站立行走、劳累过度，导致血流长期对静脉瓣冲击造成瓣膜关闭不全，静脉血倒流所致。多见于从事站立性及体力性工作者。从中医理论来讲，下肢静脉曲张的病机为气虚瘀血阻络。

该方中的茜草、丹参、黄芪都是常用中药。其中茜草的主要功效为凉血、化瘀、止血，丹参活血化瘀的功效强大，而黄芪主要有补气固表、利尿脱毒、排脓敛疮生肌的功用。三药合用，起到补气活血的效果。

该方由于具有补气活血化瘀的功效，故对缓解静脉曲张的症状及延缓并发症的出现有一定的功效。同时，活血化瘀药物有改善微循环，促进血液循环，防止血小板凝集等功效，确实能在一定程度上预防糖尿病患者的血管并发症及中风、心肌梗死的发生。现代药理证实，黄芪尚有一定的降血糖的功效，故该方应该讲有合理的一面。

要注意的是，中医是讲究辨证施治的，有意试用本方治疗者，最好有中医师的指导。从组方看，该方药性相对平和，无严重毒副作用。不过，正在长期服用抗凝药物（如华法林等）的患者，如再服用丹参等活血药物，将有造成严重出血的危险，应谨慎。

作者经验

对单纯性下肢静脉曲张而不愿接受手术者来说，口服活血化瘀中药结合长期穿戴医用弹力袜是不错的选择。但根治的方法还是手术治疗，特别是出现血栓等并发症时。手术应彻底，在大隐静脉起始部行高位结扎＋主干及分支剥脱术。规范治疗术后长期穿医用弹力袜，即使是从事站立性工作的人，复发率也低于10%。一旦复发，仍可采用手术治疗。

姑妈教的中风康复歌

这位读者很幸运，有个达人姑妈，顺利地帮助他老父亲渡过了脑梗死急性期，获得完全康复。久病成良医，老话说得一点不错。当然，有专家指点的话就更灵了。

达人故事

八十岁的老爸走路很迟缓，我以为他是年纪大了腿脚不便，也没在意。有一天，他摔倒在人行道上，虽然没受伤却站不起来，好心的路人把他扶起来送回了家。第二天，老爸站不稳、走不动，躺下了爬不起来，还出现了尿失禁。送医院急诊，确诊是急性脑梗死。住院输液10天回家后，失去自由行动能力的老爸躺在床上长吁短叹。老妈也因为日夜陪护、忙着换洗他尿湿的裤子和床单（倔老头不肯包尿布），累得病倒了。姑妈来家里探望老爸，作为经验丰富的过来人（她脑梗过三次了），她劝我们不要急，要体谅老人焦虑无助的心情。她安慰我们：急性期会过去的，会好起来的；并教我们一首歌，叫我们每天按歌里说的督促老爸操作，说促进中风康复效果特别好。这首歌是这样的：

中风老年易发病，时时防护保健康；
莫生气来莫着急，口眼歪斜兔子洗。
手臂不举敲大肠，一二三四合谷穴；
二二三四手三里，三二三四曲池穴。
四二三四敲肩髃，腿脚不灵敲胃经，
一二三四往下敲，二二三四足三里。
三二三四丰隆穴，肝经胆经敲一敲；
手臂下垂敲风市，顺经直下取阳陵。

于是我买了一个橡皮榔头锤，后来听说牛角的效果好又买了牛角锤。我和老妈每天提醒老爸进行敲打，空下来也帮他敲，特别重点敲胃经和足三里，姑妈也经常来电话检查“作业”完成情况。一天天地，老爸先是不尿裤子、不尿床了，后来是站着不摇晃了，再后来走路不用搀扶了，心情也越来越好。一个月后，老爸又能一个人出门逛街了。真的非常感谢姑妈，希望更多的老人知道这首歌，当中风来袭时能派上用场。

（刘习勇）

名家点评

上海中医药大学附属岳阳中西医结合医院康复医学科主任医师　张　宏

这首歌诀行文流畅，读起朗朗上口，便于记忆，也具有一定的科学道理，所以在群众中广为流传。但仔细分析，个别地方也有不妥之处。

“中风老年易发病，时时防护保健康”——切牢记

中医学理论认为，中风（卒中）是由于阴阳失调，气血逆乱，使风火痰瘀痹阻脑脉或血溢脑脉之外。发病后常突然昏倒、口眼歪斜、言语不利、肢体抽搐或软瘫，当日或数日后出现一侧或双侧肢体瘫痪等。

老年人身体各方面的功能下降，血管萎缩、血黏度增高，在寒冷、干燥或者是气温变化大的时节，尤其容易在某种诱因下发生脑中风。特别是已经患有高血压、糖尿病、动脉硬化的老人，更容易突发脑中风。

正如歌诀中所讲，老年人要时刻做脑中风的预防，保持乐观情绪避免激动。除此之外，老年人还需定期检测血压、注意饮食、避免劳累、防止便秘、维持体内充足的水分、注意保暖、适量运动等，如果无诱因的剧烈头痛、头晕，突感肢体麻木、乏力或一时性失语、语言交流困难等，应及时就医、检查治疗。

“莫生气来莫着急，口眼歪斜兔子洗”——要注意

一旦发生中风，可以借助按摩辅助治疗和促进康复。按摩具有疏通经络、调和气血、提高机体免疫力的作用。现代研究证明，按摩能使局部毛细血管扩张，血流丰富，皮肤温度升高，促进汗腺分泌，增加皮肤弹性，还具有调节神经功能的作用。

中风后偏瘫患者口眼歪斜、偏身瘫软或关节僵硬、行动迟钝等常见体征，在偏瘫侧实施按摩，疏通经络，促进局部血流，防止肌肉萎缩，也可松解粘连，滑利关节，增加关节活动度，预防关节挛缩。在中风瘫痪的肢体上按摩，还可以使神经系统的兴奋与抑制处于相对平衡的状态，对于肌张力高的患者，按摩可放松肌肉，长期坚持，有助于缓解痉挛。

歌诀中“口眼歪斜兔子洗”由于无法查询到原始出处，只能推测其中的含义，“兔子洗”可能是作兔子洗脸的动作，类似于按摩治疗口眼歪斜的干洗脸动作，但兔子洗脸是从脸颊推向口角，而干洗脸动作要从口角推向脸颊，所以要注意操作的方向。干洗脸时先对掌搓热双手，再用双手四指指腹或手掌同时从两侧按照地仓（嘴角旁）→颊车（咬肌最高点）→太阳穴的方向轻轻抹推，连续做 20 ~ 30 次，动作宜轻缓柔和，有脸部发热的感觉最好。

“手臂不举敲大肠，腿脚不灵敲胃经”——有道理

这两句话非常符合中医基础理论。《黄帝内经》就提出“治痿独取阳明”理论。痿证多由阳明气血亏虚，筋脉失养所致，而阳明经为多气多血之经，治疗时选用阳明经上的穴位，可以补益气血，使气血充足、筋脉得养，痿证则缓。大肠经和胃经均是阳明经。

歌诀里提到的合谷、手三里、曲池和肩髃穴，均是手阳明大肠经的穴位；足三里、丰隆是足阳明胃经的穴位。两条经脉的穴位配合起来按摩，可以改善中风后偏瘫肢体的功能恢复。

“肝经胆经敲一敲，手臂下垂敲风市，顺经直下取阳陵”——需改进

按摩足少阳胆经、足厥阴肝经，可以促进肝胆生理功能的正常发挥，起到疏肝利胆、通调气机的作用，减少各种情志病证（如胁肋胀痛、胸闷不适等）的发生。歌诀中选穴是对的，但要针对中风患者的不同病情，以及同一患者的不同病证时期，选穴不能一概而论。如对于足下垂内翻的患者，应该避免刺激肝经上的穴位，否则会加重足内翻畸形。

歌诀中“敲”的手法是指用手握空拳叩击穴位，穴位按摩还可以使用点、按、揉法等，激发人的经络之气，以达到通经活络、调整人体的功能、祛邪扶正的目的。

歌诀中没有对按摩的时机、疗程进行解释。实际上，中风患者一般病情稳定后就可以进行按摩，效果因人而异。根据患者的不同病症，给予按摩的穴位和刺激强度也不同。一般每次 20 分钟，一天两次，10 天为一疗程。一疗程结束后，休息 3 ~ 5 天，然后进入下一疗程，如此重复 2 ~ 3 个疗程。

中风的早期是软瘫期，根据歌诀讲的方法进行治疗应该是非常有效的，一般 2 ~ 4 周会有较好的效果。但是，如果病程时间较长，患者出现了各种常见的功能障碍和畸形时，歌诀的方法就不一定适合了，要针对患者的功能评估，再选取相应的治疗方法。

更科学的中风保健康复歌

中风老年易发病，早期按摩效果灵；
口眼歪斜干洗脸，由口至颊方向清。
手臂不举敲大肠，一二三四按合谷；
二二三四手三里，三二三四揉曲池。
四二三四点肩髃，腿脚不灵敲胃经，
一二三四往下敲，二二三四足三里。
三二三四压丰隆，肝经胆经通气机；
手臂下垂敲风市，足下垂者免肝经。
发病日久有畸形，此法效微需他寻。

穴位详解

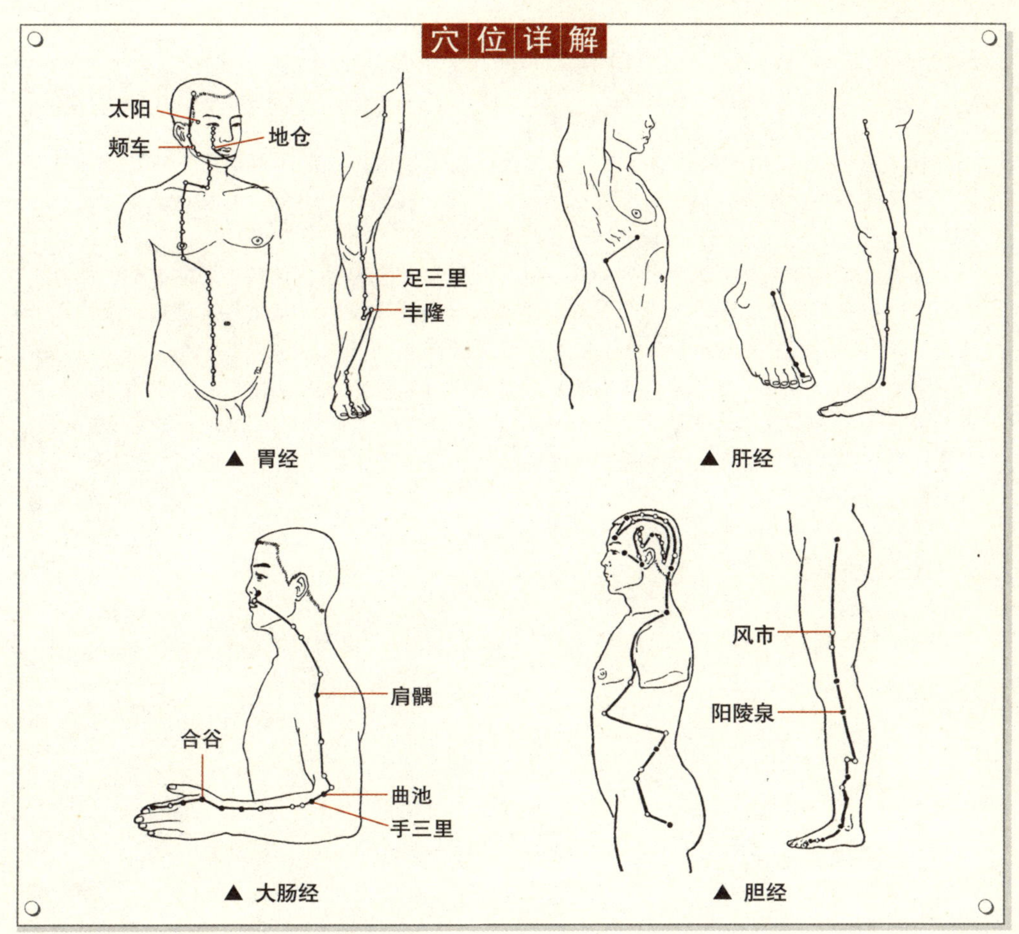

▲ 胃经　▲ 肝经　▲ 大肠经　▲ 胆经

美味饭菜“吃跑”肺癌

这位癌症患者不舍得花钱买保健品，就每天吃点想吃的安慰自己和家人。没想到歪打正着，这竟然是《黄帝内经》的“极简抗癌术”。也亏他有个贤惠的老伴儿，把经典运用得大音希声、大象无形。

达人故事

我父亲在78岁的时候被确诊为肺癌，及时做了手术。术后康复期间，亲友送来不少抗癌保健品。一生节俭的父亲听说这些冬虫夏草、灵芝的价格后，怎么也不肯吃，说我们还不起这个礼。

好说歹说劝父亲吃完这些保健品后，他再也不让我们添购，说抗癌要靠自己的抵抗力，吃这些东西是浪费钱。我母亲就只好想办法给他增加营养。家里经济困难，也吃不起太好的东西，无非是些新鲜果蔬，并在搭配上动脑筋。

因为听说香菇能抗癌，母亲就变着法儿做香菇给父亲吃。还有红薯、薏苡仁、南瓜、黄小米、莴笋、猴头菇，凡是听说对肿瘤患者有益的食物，母亲都想办法把它们搬上餐桌。父亲很喜欢吃红薯，家里几乎天天有红薯粥、红薯黄米饭、红薯炒素，甚至红薯红烧肉，父亲都吃得津津有味。

如今5年过去了，按医生的说法，父亲的肺癌属于治愈并康复。有人问起父亲的康复经验，他总是得意地说：“一分冤枉钱没花，是吃饭吃好的！”

（徐　华）

名家点评

重庆医科大学附属第一医院中医教授　马有度

这位读者父亲的癌症康复经验，其实与《黄帝内经》的养生思想不谋而合，十分高妙。

癌症康复是门复杂的学问，但如果用中医思想来思考，却又非常简单——无论什么癌症患者，只要保证他的合理营养，就能扶助正气、对抗邪气、促进康复。

早在2000年前，《黄帝内经》就有一句名言："谷肉果菜，食养尽之。"这是说，治疗病症不仅要靠药物，还要配合饮食调养。对于癌症患者来说，人体必需的七大营养素，一样也不能缺。为什么强调七大营养素一样都不能缺呢？这是因为癌症是一种慢性的消耗性疾病，会耗掉人体的营养，时间一长，患者就会营养不良，晚期的癌症患者更为突出，越来越消瘦，中医称为"失荣"，西医称为"恶病质"。所以，无论早期或者晚期的癌症患者，都要想办法得到全面的营养供给。如此，对早期患者有助于康复，对晚期患者有助于延长生命、改善生存质量。

配膳"四个要"

对癌症患者来说，吃一些营养滋补品，未尝不可。但更为重要的，还是谷肉果菜巧安排，七大营养素就能够得到保证。怎么个巧法呢？我的建议就是"四个要"：第一，要合理搭配；第二，要少量多餐；第三，要容易消化；第四，要变换花样（这点这位读者母亲做得特别好）。

我们先说合理搭配。还是《黄帝内经》说得好，就是四个字：谷、肉、果、菜。这个谷字，就是米呀、面呀这些谷物粮食，提供碳水化合物保证能量。这个肉字，就是鸡鸭鱼肉，保证蛋白质和脂肪的需要。这个果和菜，就是水果和蔬菜，是保证维生素、纤维素的需要。这谷肉果菜之中，都含有矿物质，再多喝些水。这样搭配起来，癌症患者必需的七大营养素，就能够全面保证，哪一样也不会缺乏了。

开胃“三句话”

癌症患者吃得不香，食量又少，怎么办？我的建议就是三句话：烹调技巧，变换花样，投其所好。

烹调讲究色香味，颜色要好看，气味要芬香，味道要鲜美。就拿颜色要好看来说，首先得看光泽，绿要绿得翠，红要红得艳，所以绿色蔬菜不能久炒久煮，红色的番茄不能过早下锅。颜色要好看，搭配还要巧妙，炒肉丝放上青椒，蒸鸡蛋撒点绿葱花，烧青豆配上番茄，煮青菜配上白豆腐。这样的菜品，色香味俱佳，可以改善食欲，打开胃口，保证营养。

我还要特别强调一点，患者平素喜欢吃的菜品，可以多吃几次，这就叫投其所好，当然，也不能老吃那几样，一定要想方设法，变换饭菜的花样，尽量让患者吃得香，才能保证营养。

“四疗”巧配合

中医治癌，讲究药疗、心疗、食疗、体疗“四疗”配合。对于食疗，要根据不同的病情，采用适合的食疗，对于促进癌症的康复，确实很重要。

适当吃一些有一定抗癌作用的食物，比如薏苡仁、红薯、莴笋、竹笋、平菇、猴头菇都可以。如果把这些食物巧妙配合，做成可口的饭菜，也能丰富癌症患者食谱。我介绍几种，供大家参考。

1. 苡仁红薯粥：看起来白里透红，吃起来，香甜可口，又容易消化，癌症病人，既可当点心吃，也可作为一次正餐。

2. 竹笋平菇鸡：取平菇 60 克，竹笋 600 克，乌骨鸡 200 克，先用植物油炒一下，再用文火烧熟，就成为一道营养丰富、有助抗癌而且鲜美可口的菜肴。

3. 凉拌芦笋：把新鲜的芦笋煮熟后，再凉拌着吃，清香可口，又可增加一种有助抗癌的小菜。

4. 红白四味羹：用白色的薏苡仁和银耳，再配上红色的红枣、枸杞子熬熟成羹，颜色好看，味道香甜，既富有营养，又有助于抗癌。

这些简单的食疗方，癌症患者可以根据自己的病情来选择使用。